養生智慧

防癌抗老食療先修班

營養學專家教你吃出好體質

賴明宏／著

三民書局

國家圖書館出版品預行編目資料

防癌抗老食療先修班：營養學專家教你吃出好體質／
賴明宏著.－－初版一刷.－－臺北市: 三民, 2018
面； 公分.－－(養生智慧)

ISBN 978-957-14-6488-6 (平裝)

1. 營養學 2. 健康飲食

411.3 107017238

著作人	賴明宏
責任編輯	李亦淳
美術設計	吳柔語
發行人	劉振強
著作財產權人	三民書局股份有限公司
發行所	三民書局股份有限公司
	地址 臺北市復興北路386號
	電話 (02)25006600
	郵撥帳號 0009998-5
門市部	(復北店) 臺北市復興北路386號
	(重南店) 臺北市重慶南路一段61號
出版日期	初版一刷 2018年11月
編號	S 410570

行政院新聞局登記證局版臺業字第〇二〇〇號

ISBN 978-957-14-6488-6 (平裝)

http://www.sanmin.com.tw 三民網路書店

叢書出版緣起

隨著醫學科技日益進步，大幅延長人類的壽命，臺灣在一九九三年已進入聯合國定義的高齡化(ageing)社會，二〇一八年三月，正式進入高齡(aged)社會。行政院國家發展委員會預估，到了二〇六五年，每十人中就會有四位是六十五歲以上老年人口，而此四位中，會有一位是八十五歲以上之超高齡老人。

過往人們追求延長壽命的觀念，也進一步轉變成如何「活得老，也活得好」的整體規劃。人們開始認真思考熟齡生活該如何計畫、身體該如何養護、人際關係該如何整理等問題。政府也訂定了許多相關的法令，提供年長者各式各樣的服務與補助，期望能營造一個友善的環境，讓每個人都能老得自在、老得快活！

身為對社會具有責任的文化出版者，我們是否也能為熟齡社會做些什麼？在一番觀察與反省後，我們思索著要帶給社會一些什麼樣的東西，讓臺灣的熟齡世代，可以朝向一個更美好、更有希望及更理想的未來。以此作為基礎，我們企劃了【養生智慧】系列叢書，邀集各領域中學有專精的醫師、專家學者，共同為社會盡一分心力，提供熟齡世代以更嶄新的眼光、更深層的思考，重新看待自己的生命與未來，省視自我的人生歷練，進而邁向更完整、圓融的生命歷程。

【養生智慧】系列叢書涵蓋生理、心理與社會生活層面，以提供熟年世代更多元、更豐富的視野，達到「成功老化」的目標。「生理與心理層面」以常見的生理及心理疾病作為架構，集結了各大醫院的醫師與學者，以專業的角度介紹、分析，並以實務上豐富的閱歷提出具體的建議與提醒，不僅能提供患者及其家屬實用的醫護內容，更是一般大眾的預防保健寶典。「社會生活層面」則涵蓋熟齡生活的所有面向，包含人際關係的經營、休閒活動的安排及世代溝通的技巧等，使讀者能成功邁向擁有健康身體，且心靈富足的熟年生活。

本系列叢書重視知識的可信度與嚴謹性，並強調文字的易讀性與親切感，除了使讀者獲得正確的知識，更期待能轉化知識為正向、積極的生活行動力。我們深切地期望【養生智慧】系列叢書，能成為熟年世代的生涯良伴，讓我們透過閱讀，擁有更完整、更美好的人生。

三民書局編輯部　謹識

推薦序

灃食公益飲食文化教育基金會副執行長
林芳燕

You Are What You Eat！
透明且健康的飲食習慣，贏得豐盛人生

年初，灃食公益飲食文化教育基金會到日本參訪國小營養午餐，日本食育法於二〇〇五年通過，他們把飲食當成一輩子要學習的功課，將營養午餐當作全人教育中相當重要的一環，學校的營養午餐，讓孩子們不僅是吃飽，同時也教會孩子惜福感恩與用餐禮儀，健康的營養飲食是從小就需學習的一門功課。

灃食教育基金會以創意而積極的方式，提升國人現代化健康飲食識讀能力，讓國人懂得吃什麼、懂得如何吃、懂得為何吃，因認識食物，了解生產過程與飲食行為而懂得透明飲食；注重飲食過程中健康飲食；減少對環境的衝擊的永續飲食習慣。灃食教育基金會創立初衷，希望在臺灣推動更真、更善、更美的飲食文化為願景，期待如

同活水一般，兼容並蓄，為成就一個蘊含文化優雅、知識豐饒的臺灣飲食文化。

拜讀賴明宏教授的《防癌抗老食療先修班：營養學專家教你吃出好體質》，我看見一本完整呈現飲食教育、營養學與運動健身的「健康書」，讀者可以從營養基本概念中，學到各種營養素帶給身體的功能與平均攝取量，了解從飲食中如何養成防癌的飲食原則，也清楚列出飲食的好壞習慣，提醒讀者身體健康，最重要原則就是均衡飲食與認識食品標示，內容資訊清楚整理，不只教導讀者要如何看懂食品標示，也需計算飲食成份與熱量，方便讀者閱讀吸收且使用。

對於閱讀食品標示，也是灃食教育基金會推廣如何去實踐「透明飲食」的重要方式之一。灃食教育基金會曾在二〇一六年，調查全臺灣十五至五十五歲的民眾食品包裝標示線上問卷研究，結果顯示有百分之四十二的民眾購買食品時，很少查看或從未查看食品包裝標示，在曾有查看標示經驗的受訪者中，高達百分之九十五的人會查看「有效日期」，是絕大多數人首先關心的標示項目；其次會看「成份標示」占比百分之七十四，而「營養標示」的比例則相較低一點，占比百分之四十三。整體來說，約有百分之六十至七十的受訪者，贊同食品包裝標示的功能，除了可協助購買時比較產品差異與內容物品質，也能據此為自己的食用成分及飲食健康把關。

此書把建立正確飲食觀念與如何選擇正確食物整理成兩大章節，也是我最喜歡且實用的兩大部份，現代人因環境汙染與飲食習慣改變，國人罹患癌症每年增加，書中提醒防癌的飲食原則，也適用在一般人飲食健康的生活中，日本NHK做過報導，指出預防癌症有兩個重要時期，一為青春期，此時期所養成的飲食生活習慣會沿用一生，二是四十到五十歲，是癌症形成過程中的起始階段，故多元均衡攝取各樣食物、避免過量飲食，餐餐吃八分飽、吃菜多於肉，大量攝取新鮮蔬果、膳食纖維保健腸道，這防癌飲食原則，讀者務必珍藏，成為每日飲食重要基本原則。

此書用深入淺出的文字教導讀者，如何在日常生活的飲食防癌抗老，且吃出好體質，You Are What You Eat，現代人要為自己裝備正確的飲食健康知識，養成良好的生活習慣，欣見本書的出版，能為此書寫序，並推動現代化健康飲食素養的提升，我樂而為之。

推薦序

臺北醫學大學
保健營養學系、代謝與肥胖科學研究所、食品安全學系教授
夏詩閔

很高興收到三民書局的推薦序邀請，推薦賴明宏教授所撰寫的新書《防癌抗老食療先修班：營養學專家教您吃出好體質》，賴教授為筆者多年好友，閱讀書本之後，很高興賴教授可以為一般民眾，撰寫了這麼一本實用、內容平易近人的防癌抗老用書。

目前癌症仍為國人十大死因之首，由於飲食的西化，及環境汙染日益增加，臺灣罹癌的人口數也持續攀升，如何讓一般大眾了解營養知識及進一步防癌、抗老，已成為相當重要的課題，本書分為五個章節：從癌症現況及營養基本概念的介紹，進一步至建立正確飲食觀念及如何選擇正確的食物，最後也提到飲食之外需注意的事項，提供民眾預防及改善癌症之基本觀念。

癌症現況的章節提到目前臺灣癌症發生率的狀況，整理了九種需戒除的壞習慣，可以有效的預防癌症：少吃發黴過期食物，可以有效預防肝癌的發生；少吃含亞硝酸鹽的食物，可以有效預防大腸癌的發生，此章節使大眾了解一般飲食所需注意的九個基本概念。而基礎營養素這章，進一步教給讀者全盤的營養觀念，如介紹何謂六大營養素及其基本功能，此外，本章節亦教導讀者如何閱讀食品標示，可以使讀者在眾多市售食品中，了解其營養素的含量及作出正確的食物選擇。一些熱門的營養議題，於此書中亦有詳細的整理與介紹，如最近坊間流行的生酮飲食、低蛋白飲食等。

而正確的飲食觀念及如何選擇正確的食物，對於防癌抗老來説，亦是最重要的議題，所謂病從口入，好的飲食觀念及正確的選擇飲食，為防癌抗老的不二法門，此書中也對於如何建立正確的飲食觀念，及如何選擇正確的食物進行了詳盡的介紹，如「國民飲食指標」的介紹及「到了中老年，怎麼吃得更健康」等，提供讀者一個全方位的正確飲食觀念，而如何從食物中攝取防癌抗老物質，書中提及的「植化素」，即為蔬菜水果中重要的防癌抗老物質。最後，賴教授也提醒大家，於飲食之外的角色如充分運動及適當的壓力抒解，對於防癌抗老也是相當重要的。

三民書局出版賴教授的這本好書，相信對於一般大眾及家中長者來說，可以更節省時間及精力，及更全方面地學習到防癌抗老的知識，最重要的是，可以落實於一般日常生活當中。

敬祝各位讀者身體健康。

推薦序

長庚科技大學保健營養系教授兼系主任　劉珍芳

你（妳）健康嗎？

的確隨著醫療的進步，人們的壽命也越來越長，但要如何「健康的長壽」，相信是大家追逐的主要目標，這亦顯現出預防醫學的重要性。

民以食為天，如何正確吃出健康，藉由飲食來達到預防疾病，促進健康的目的，也成為現代人極為重視的課題之一。本人熱愛營養教育，也對於市面上許多營養保健養生的書籍非常感興趣，目前這類的相關書籍非常多，但由於內容林林總總，民眾在這麼多的資訊中，較難得到一個整體的概念，故一本簡潔、正確、具參考價值的養生書，的確是必要的。

本書的作者——賴明宏老師，是本人多年前於臺北醫學大學任教時的學生，賴老師從臺北醫學大學取得博士學位後，即從事營養教育，有將近二十年豐富的教學經驗，尤其是食療及健康養生方面。常說，凡事依以下的流程，先「know」-「analyze」-「do」，最後「share」。這本由賴博士所撰寫的《防癌抗老食療先修班：營養學專家教你吃出好體質》一書，即是以跳脫以往「說教或理論」的方式，於五個章節中，從了解癌症及分析可能的致癌原因、認識基礎營養學，及這幾年有高度討論之有益健康的飲食型態，如地中海飲食、得舒飲食、麥得飲食等，到如何利用於日常生活中隨手可得的食材，如彩虹蔬果、各種植化素與藥膳材製作實用的養生藥膳食譜，及注意生活型態的調整與運動之進行等，讓讀者知道要維持身體健康，除了飲食之外，還必須要與運動及生活型態的調整互相搭配，才能夠真正達到養生及預防疾病，包括癌症的發生之目的等。書中內容包羅萬象、相當充實與多元，最後，還推薦了二十六種健康食材，並介紹其營養成分及入菜方法，讓讀者能真正運用這些食材，為自己及家人製備出兼具美味又健康的餐飲。

這是一個知識進步非常快速的時代，有關「癌症的預防」這區塊，也是一直有新的理論及知識被提出。養成良好的飲食習慣與生活型態是一輩子的事，找到適合自我的方式，吸收新的健康知識也是非常重要的。本書主旨符合時代潮流，用詞簡單、口語化，沒有艱澀難懂的專業語言，且提供了專業且正確的養生保健資訊，對於增進保健知識及預防疾病應有所助益，值得一讀，相信讀者必能從中獲益良多，過著優質的好生活。

作者的話

賴明宏

國人越來越長壽，根據內政部二〇一七年公布的資料顯示，國民平均壽命為八十・四歲，其中男性為七十七・三歲、女性為八十三・七歲，均創下歷年新高。壽命的延長，必須在身體健康的狀態下才有意義，如何延緩老化、活躍老化以提升生活品質，縮短離世前的罹病時間，是大家不斷追求的目標。

許多疾病的發生，都和飲食不均衡與不良的生活習慣有關，自一九八二年起，惡性腫瘤（癌症）便蟬聯國人十大死因之首，大約有九成以上的癌症都是後天造成的，原因包括飲食、環境中的毒物、化學物質的暴露等。癌症預防的重要性永遠勝過癌症治療，如果我們能從飲食、生活習慣及癌症早期篩檢三方面著手，自能減少各種癌症發生，並且能有較好的癒後狀況。

本書以深入淺出的方式，提醒大家抗老及防癌的飲食概念，分別從臺灣的癌症現況、政府補助的癌症篩檢，與癌症的身體警訊談起，進而介紹基本營養概念，知道各種營養素有哪些功能及應當攝取份量，如何依照每日飲食指南落實每天每餐的飲食。本書也推薦了一些防癌抗老食材，多食用必定能增加抗老防癌的能力，而除了飲食之外，癌症的發生常常與生活習慣及壓力的調適有關，因此本書也幫助大家建立對運動的正確觀念，解釋性格與生活步調對健康的影響等，更完善地提升大家對健康的自我意識。

人生是一餐餐的累積，吃什麼、該怎麼吃，讓我們有不同的體質和健康，和截然不同的人生，希望本書能夠對大家有所幫助，一起邁向嶄新健康的生活！

目次

第3章 建立正確飲食觀念 73

第4章 選擇正確的食物 …… 105

1

癌症現況

1 癌症現況

臺灣的癌症現況

「預防勝於治療」雖是老生常談，但當癌症已連續數十年蟬連臺灣十大死因首位，且先不論存活率，光是治療過程中病人和家屬所需承受的身心煎熬，與所費不貲的醫療費用，就讓人不得不重視如何預防癌症。

政府補助的癌症篩檢

癌症的預防永遠勝過於癌症的治療，國民健康署特別針對臺灣罹患率非常高的四種癌症：乳癌、子宮頸癌、大腸癌及口腔癌，推行政府補助的癌症篩檢，鼓勵大家早期檢查，若不幸發現癌前病變或癌症，能夠把握治療時機，提高治癒機會。

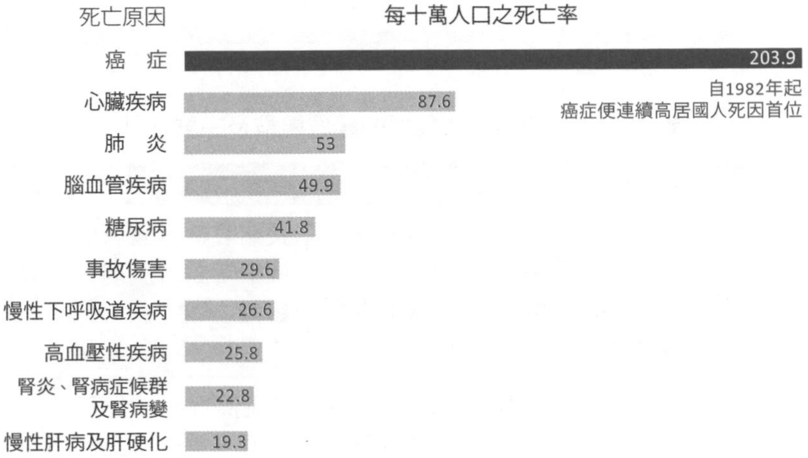

▲ 圖 1-1　2017 年臺灣十大死因

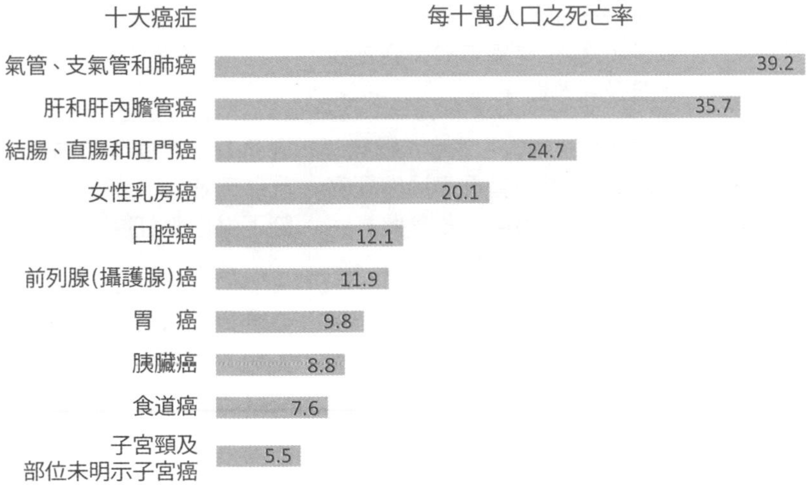

▲ 圖 1-2　2017 年臺灣十大癌症

▼ 表 1-1　臺灣十大癌症的高危險群及主要症狀

癌症種類	高危險群	主要症狀
氣管、支氣管和肺癌	家族史、抽菸或常暴露在二手菸的環境、石棉工廠工人、常接觸空氣汙染、攝取過少膳食纖維及新鮮蔬果	長期咳嗽、聲音沙啞、痰中帶血、胸悶、呼吸急促
肝和肝內膽管癌	家族史、酗酒、肝硬化、B 型肝炎患者、攝取過多含有黃麴毒素的食物	右上腹痛、食慾不振、黃疸、消化不良、容易疲勞、腹脹感
結腸、直腸和肛門癌	家族史、抽菸、喝酒、家族性息肉症病史、肥胖、缺乏運動、攝取過量醃漬物、飲食偏高油及高糖、嗜吃油炸及燒烤物、攝取過少膳食纖維及新鮮蔬果	腹痛、便中帶血、長期拉肚子或便秘、貧血、不明原因體重減輕
女性乳房癌	家族史、未曾生育者、肥胖、缺乏運動、曾罹患過卵巢癌或子宮內膜癌、飲食偏高油及高糖、嗜吃油炸及燒烤物	乳頭有出血性分泌物、乳房硬塊、乳頭凹陷、腋下淋巴腺紅腫
口腔癌	嗜菸、酒、檳榔、口腔衛生不良、長期配戴不適合的假牙	口腔內出現紅色或白色斑塊、潰瘍、硬塊、頸部淋巴腫大

癌症種類	高危險群	主要症狀
前列腺（攝護腺）癌	老化、飲食偏高油及高糖、嗜吃大量動物性脂肪、油炸及燒烤物	排尿不順、夜間頻尿、尿量變小、血尿
胃　癌	抽菸、喝酒、攝取過量醃漬物、飲食偏高油、高糖及重口味、嗜吃油炸及燒烤物	胃痛、胃出血、消化不良、腹脹感、噁心、貧血、解黑便
胰臟癌	抽菸、喝酒、慢性胰臟炎患者、糖尿病控制不良者、飲食偏高油及高糖、嗜吃大量動物性脂肪、油炸及燒烤物	食慾不振、全身倦怠、消化不良、長期不明原因背痛。較後期會出現黃疸、茶色尿液、灰白色糞便的症狀
食道癌	嗜菸、酒、檳榔、攝取過多含亞硝胺的食物（醃漬、煙燻食物）、常吃過燙的食物、肥胖、胃食道逆流、常吃發霉食物	吞嚥困難、體重減輕、上腹疼痛、食物逆流、解黑便
卵巢癌、子宮內膜癌	家族史、肥胖、嗜吃高脂肪食物	腹脹、下腹痛、體重減輕、不正常出血

資料來源：
1.生活習慣病的醫療與食療。板倉弘重等監修。暢文出版社
2.衛生福利部。https://www.mohw.gov.tw/cp-3795-41794-1.html
3.財團法人臺灣癌症基金會。http://www.canceraway.org.tw/pagelist.asp?keyid=33

▼ 表 1-2　政府補助的癌症篩檢項目

篩檢項目	對　象	結　果	處理方式
乳房攝影	45 至 69 歲、40 至 44 歲二等親內曾有乳癌家族史的婦女，每兩年一次	無異常	每兩年檢查一次
		無法確定診斷的變化	需再做其他的影像檢查
		疑似良性變化	三至六個月內追蹤檢查
		疑似惡性腫瘤	切片檢查
子宮頸抹片	30 歲以上婦女，每三年一次	正　常	每三年至少檢查一次
		意義不明的鱗狀細胞變化	三至六個月內再做抹片或做 HPV（人類乳突病毒）檢查
		輕度癌前病變	陰道鏡檢查或三至六個月內再做抹片
		重度癌前病變、意義不明的腺體細胞變化	陰道鏡檢查及切片
		癌　症	切片檢查

篩檢項目	對　象	結　果	處理方式
糞便潛血	50 至未滿 75 歲一般民眾，每兩年一次	陰　性	每兩年檢查一次
		陽　性	做大腸鏡檢查，無法做大腸鏡檢查時，可用鋇劑攝影加上乙狀結腸鏡檢查
口腔黏膜	30 歲以上有嚼檳榔（含已戒檳榔）或吸菸者、18 歲以上有嚼檳榔（含已戒檳榔）之原住民，每兩年一次	無異常	每兩年檢查一次
		疑似陽性	至耳鼻喉科確診，且每三至六個月需定期追蹤

資料來源：衛生福利部國民健康署健康九九網站－癌症防治主題館。http://health99.hpa.gov.tw/box2/Cancer/toknow.aspx

癌症的身體警訊！

癌症依種類不同，症狀也不同，但一般共同的症狀會有腫大、出血、疼痛等，然而，在癌症早期通常不會有明顯症狀，若已引起身體不適，往往是癌症已進展到某種程度了。要發現早期癌症，提高警覺是防治癌症最好的方法，大家可多注意癌細胞發出的徵兆，例如美國癌症協會 (American Cancer Society, ACS) 便提出了癌症十大信號：

1. 大小便習慣改變
2. 傷口無法癒合
3. 不正常的出血現象
4. 乳房、皮膚等其他部位有不明硬塊或結節
5. 消化或吞嚥困難

6. 皮膚上的贅疣或痣發生可見的變化

7. 長期咳嗽或聲音沙啞

8. 身體莫名疼痛，久未改善

9. 體重莫名減輕，久未改善

10. 莫名發燒或全身疲勞，久未改善

此十大信號並無明確的時間觀察期，而是要提醒大家，若發現自己的身體狀態出現與平時明顯不同的生理現象，且持續了兩至三個月，或是斷斷續續地不停出現，就必須盡早到醫院作檢查，以免延誤治療的黃金時機。

有些癌症在治療前，血液中會出現「腫瘤標誌」，對這類型的癌症來說，定期抽血檢查是可行的方法，當腫瘤標誌數值升高，代表可能有癌症的風險，或是病況惡化如腫瘤復發或是癌症轉移的前兆。然而，腫瘤標誌並非百分之百準確，甚至可以說大部分的腫瘤標誌，敏感性都不算太高。若在血液中檢測出升高的腫瘤標誌，代表該腫瘤可能已經有一定程度的大小了。此外，**並非所有癌**

症都會在血液中出現腫瘤標誌，也並非每個癌症病人的腫瘤標誌都會上升，某些良性疾病例如發炎、感染、囊腫等，皆有可能導致腫瘤標誌的上升。因此，腫瘤標誌的檢驗數值，仍是需要醫師專業的解釋及診斷。

癌症皆非短時間內突然發生，而是經過長時間的過程，才會進展成癌細胞，大家平時就應注意自己的身體狀況，定期作健康檢查及癌症篩檢，才能在身體出現異狀時，

▼表 1-3　癌症的血液腫瘤標誌

腫瘤類別	腫瘤標誌
肝　癌	甲型胎兒蛋白 (AFP) 癌胚抗原 (CEA)
鼻咽癌	EB 病毒
攝護腺癌	攝護腺特異抗原 (PSA)
乳癌、胃癌、胰臟癌、大腸結腸癌	癌胚抗原 (CEA)
卵巢癌	CA 125
睪丸癌、生殖細胞瘤	甲型胎兒蛋白 (AFP)、β-HCG
精原細胞瘤	LDH、鹼性磷酸脢 (PLAP)
骨　癌	鹼性磷酸脢
骨髓瘤	Bence Jones 蛋白

資料來源：癌症救命書：X 線電腦刀神奇療法。陳光耀著。康鑑文化

早期發現病症，提高治癒率。

請務必戒除這9種壞習慣！

雖然癌症與遺傳密切相關，但醫學研究也證實，可透過生活與飲食型態的調整來預防癌症。因此，預防癌症的第一步，可以從每日飲食的改善出發。

倫敦大學的學者在一九九七年發表了一份研究報告，這項研究分別由九個國家的十五位科學家，歷時三年發現，不正確的飲食習慣是引起癌症相當重要的原因；美國飲食營養與癌症委員會(Committee on Diet, Nutrition, and Cancer)的一份研究報告也指出，正確的飲食行為有助於預防乳癌、結腸癌、肺癌、口腔癌、咽喉癌、食道癌、胃癌、卵巢癌、子宮癌及直腸癌。日本的調查結果也顯示，過著長期抽菸、酗酒、大量食肉的飲食模式，與攝取大量黃綠色蔬菜的人相比，其致癌率相差了百分之六十。由此可知，長期維持不良的飲食習慣，對於癌症的發生具有不可忽視的影響，以下簡介可能導致癌症的飲食因素。

1. 吃掉捨不得丟的發霉食物：黃麴毒素

黃麴毒素在熱帶及亞熱帶國家中最容易生長，會產生黃麴毒素的黴菌主要為黃麴菌和寄生麴菌，在高溫潮濕的環境中，這些黴菌會製造大量的黃麴毒素，尤其在花生、穀類、核桃及其他堅果類、乾玉米等食物中最容易產生，所以千萬不要捨不得丟掉已發霉的食物，以為把發霉的地方挖掉就可以吃了，因為黴菌其實已經深入食物內部，再食用會產生致癌風險。

黃麴毒素最主要的風險是會影響肝臟的健康，長期食用含有高劑量黃麴毒素的食物，可能會造成肝臟壞死及急性肝衰竭，進一步可能會演變成為肝硬化或肝癌。根據動物實驗發現，給老鼠每天吃千分之五毫克的黃麴毒素，約一個月左右就會導致癌症發生，可見黃麴毒素的毒性是非常強的。

該如何避免或改善？

- 保持食物儲存環境的乾燥。
- 依食用習慣適度選擇食品的容量，開封過的食物應盡速吃完。

2. 愛吃香腸和臘肉：亞硝酸鹽

亞硝酸鹽常添加於肉製品及魚肉製品中，用做防腐劑及保色劑，例如香腸、臘肉、火腿、培根、板鴨、魚乾等。

根據臺灣食品添加物法規的規範，亞硝酸鹽的用量應在百萬分之七十以下，若添加或攝取過量，容易與食物中的胺成分互相結合，形成亞硝胺，是一種極強的致癌物。除了上述加工肉製品中含有亞硝酸鹽之外，在臘肉、酸菜、鹹菜等食物中，也含有大量亞硝胺化合物，這些醃漬食物跟食道癌的發生有關。建議大家在日常的飲食生活中，鹹菜、酸菜等僅用來當作調味少量食用就好，避免當成主食，以免傷害身體健康。

該如何避免或改善？

- 減少加工肉製品的攝取。
- 清洗蔬菜時，以流動的水多清洗及浸泡幾次，可減少蔬菜中亞硝酸類物質的殘留。

3. 最愛吃肥肉：高脂肪食物

攝取過量脂肪，除了容易增加肥胖、動脈粥狀硬化、心血管疾病、高血壓、糖尿病等慢性病的風險之外，也會提高癌症的發生機率。研究指出，攝取過量脂肪與乳癌、大腸癌、胰臟癌、膽囊癌、子宮內膜癌、卵巢癌密切相關；在習慣高脂飲食的國家或地區，癌症的發生率也較高。以大腸癌為例，在肉類攝取量較高的美國，發生率比肉類攝取量較低的亞洲及非洲國家高出許多，乳癌的發生率則高出五至十倍。

該如何避免或改善？

- 去除肉類的皮之後再烹調或食用。
- 燉煮完肉類後可先冰於冰箱，要食用前先將上層凝固的油脂去掉後再加熱食用。
- 選用不沾鍋等較不沾黏的鍋具或其他的烹調方式，以減少烹調用油的使用。

● 選擇食用脂肪含量較少的肉類，例如魚肉、雞肉。

4. 飲食重口味：鹽

鹽是飲食中不可或缺的調味料，本身並非致癌物質，但若攝取過量卻會在體內**形成容易致癌的環境**。日本研究發現，**鹽分是導致癌症發生危險度最高的成分**。

世界衛生組織建議，每人每天食鹽的攝取量應在六公克以下。攝取過量的鹽分，除了可能造成高血壓及心血管疾病外，也可能傷害胃部的正常功能，使胃部及腸道發生潰爛或潰瘍。當人體免疫能力較低時，這些潰瘍的細胞就容易癌化，導致胃癌或其他腸道癌症的發生。

為了降低風險，應減少鹽、調味料、醃漬食品、加工食品及其他高鹽食物（例如麵線、泡麵、鹹的零食）的攝取。

該如何避免或改善？

- 以檸檬汁、蔥、薑、蒜、洋蔥等來增加食物風味，取代鹽巴的使用。
- 使用中藥材入菜，可使菜餚即使少了鹽卻更添風味，如枸杞、紅棗、當歸等。
- 選用低鈉鹽或其他低鈉調味料來取代一般使用的鹽。

5. 大吃鹽酥雞紓壓、節慶就要吃燒烤：燒烤、煙燻、炸物

使用燒烤、煙燻、油炸或高溫油煎的方式烹調食物時，容易產生一種易致呼吸道及腸胃道癌症的化合物——多環芳香碳氫化合物，而且高溫烹調的時間越久，致癌物質的產生量就越多，尤其肉類及魚類因含豐富蛋白質，當中的色胺酸及酪胺酸經高溫加熱，更易產生致突變物質。而當植物油加熱到攝氏兩百七十至兩百八十度時，易產生聚合物丙烯醛，吃了含有大量丙烯醛的食物，除了會引起頭暈、嘔吐、腹瀉外，也可能導致細胞染色體的損傷，使細胞癌化。

燒烤方式產生的「苯駢芘」更是極強的致癌物，研究指出，吃一塊炭燒牛

排所攝取到的多環芳香碳氫化合物，相當於吸了六百支香菸，而食物油脂滴在火上冒出的大量濃煙，更會再度汙染食物，所以應盡量少吃燒烤的食物，燒焦的肉類應丟棄不吃。另外，油炸物在空氣中放置一段時間後會開始出現油耗味，是由於油脂已經開始酸敗，而這些酸敗的油脂會產生不利於身體的化學物質，導致細胞病變。

該如何避免或改善？

相較於清蒸、川燙等的烹煮方式，肉類經過油炸或燒烤後，往往會產生較多的致癌性化學物質，因此仍是建議少吃這種方式備製的料理，若偶爾想吃，則建議：

- 多選擇蔬菜類、少選擇肉類。例如，可選擇適量的炸香菇、炸地瓜、炸茄子、炸四季豆等，取代炸雞排及炸豬排。另外，若真的想吃炸肉類的人，可選擇熱量較低的炸柳葉魚，再慢慢減少攝取油炸食物的頻率。
- 在家烹調時，可使用氣炸鍋來烹調。氣炸鍋是以蒸汽加熱食物的方式來烹調，不必添加油脂又能使食物有酥脆的口感，這樣不僅可減少熱量，也能使想吃炸物或燒烤物的人享受到類似油炸物的口感。

- 想吃油炸或燒烤物時，可善用麵包粉或者自製吐司小丁，將食物用麵粉或自製吐司小丁先包裹起來，用少量油煎，也可製作出類似油炸物及燒烤物的酥脆口感，但卻可減少許多油脂的攝取量。

6. 泡麵、罐頭好方便：食品添加物

食品生產商在生產食品的過程中，會加入一些化學物質來改變食品的色澤、氣味，以調整食物的口感或延長保存時間，這些化學物質即為食品添加物。合法的食品添加物必須對人體無害，然而，近年許多食安事件，卻顯示部分市面販售的食品，所含的食品添加物並不符合健康或安全的標準。例如某些食品著色劑中可能含有致癌物質煤焦油；有些抗氧化劑例如ＢＨＡ、ＢＨＴ等，皆被證實有致癌的疑慮。因此，建議大家在日常飲食中**應多吃食物的「原態」，以天然來源為主**，避免攝取太多經過加工的食品，才能確保不會食用過量的食品添

加物。

關於食品添加物更詳細的使用範圍及限制使用量，建議大家可利用衛生福利部食品藥物管理署的**食品藥物消費者知識服務網**，查詢相關法規資料，以確保食品衛生安全。

該如何避免或改善？

- 使用洋蔥、紅蘿蔔、高麗菜、雞骨、豬骨來煮湯，減少化學性調味料如雞粉、味精的使用。
- 若已經習慣吃泡麵、罐頭等添加大量食品添加物的食物，一時無法戒除，建議可由減量做起，例如，煮泡麵時避免加入全部的的調味包、罐頭盡量買玻璃罐裝，以分次食用而不需一次吃完等，皆可減少攝取食品添加物的頻率。
- 在日常生活中建議以運動、多吃蔬果、喝白開水，促進身體的新陳代謝，以加速排出身體中堆積的食品添加物。

7.開心就要喝一杯，不開心更要喝：酒

現代醫學研究證實，適度飲酒可促進血液循環，有維持神經系統、關節肌肉的活絡等作用，但飲酒過度卻會誘發肝癌、口腔癌、咽喉癌及食道癌。大量酒精進入人體，經過代謝後會產生乙醛，乙醛已被證實是一種強力的致癌成分。成年男性一天的飲酒量，啤酒建議不要超過兩百五十毫升、水果酒不要超過一百毫升，白酒則是不要超過二十五毫升，上述飲酒量，建議女性為男性的一半，而懷孕期間絕對禁止飲酒，以防酒精及乙醛影響胎兒的發育生長。

該如何避免或改善？

原則上應盡量戒酒，但若無法完全戒除，建議可選擇相對較有益健康的紅酒，建議飲用量每天避免超過五十毫升，可在睡前飲用，有助於促進血液循環及幫助睡眠。

8. 抽菸是我的紓壓方式：菸

美國一項研究結果發現，當地有百分之八十五至九十的肺癌病例皆與抽菸有關，也發現抽菸與呼吸道、上消化道、胰臟、腎臟、膀胱、口腔的癌症皆有密切關係。燃燒一支香菸產生的煙霧中，含有許多顆粒物質，將這些顆粒物質加以分析之後，發現約含有焦油十二毫克、菸鹼一毫克，及三千五百種的化學物質，這些化學物質皆已被證實具有強烈的致癌性。

菸草在加工、乾燥、發酵等過程中，會產生一種稱為「菸草特殊亞硝胺類化合物」的物質，在動物實驗中發現，將這種化合物塗抹在老鼠的口腔中，會引發口腔癌及肺癌，顯示是一種強烈的致癌物。通常一支菸中，會產生四百二十五微克的菸草特殊亞硝胺類化合物，菸齡越久，身體所累積的致癌物就越多，研究指出，停止抽菸十年後，發生癌症的危險性可以降低約百分之五十，癮君子們還是盡早戒菸為妙。

9. 要燙要辣才夠味：太燙或太辣的食物

人體的食道壁結構主要是黏膜構造，因此無法耐受太高的食物溫度，吃進太燙的食物，容易燙傷食道黏膜，導致食道出現反覆性的傷口，也可能讓食道細胞構造出現異常或突變，長久下來便容易發生食道癌。此外，常吃過辣的食物如麻辣火鍋、地獄拉麵等，大量辛香料對食道及胃部產生過度刺激，容易造成胃酸過度分泌，進而引起胃食道逆流、腸胃發炎、腸胃道紅腫，提高黏膜細胞病變，演變成癌細胞的可能性。

4個重要的防癌飲食原則

日本NHK電視臺曾做過一則報導，指出要預防癌症有兩個重要的時期。第一為青春期，這個時期所養成的飲食及生活習慣，往往會沿用一生，一旦在青春期養成良好的飲食習慣，將會持續數十年不容易改變。第二個時期為四十至五十歲，癌症的發生必須經過好幾個階段，而四十至五十歲正是癌症形成過程中的起始階段，因此，在這個時期若能改變飲食型態，還是能夠達到預防癌症的效果。

1. 沒有萬靈丹食物，多元攝取是最好

存在於每項食品中的致癌物質雖然只是微量，但是若長期、反覆食用同一種食物，便會使致癌物累積在體內，增加致癌風險。每一種食物都提供了不同的營養，人體需要的營養素高達四十多種，不可能單靠某幾種食物提供，因此須廣泛攝取各類食物，多增加維生素、礦物質、膳食纖維、蛋白質等必須營養素的攝取，避免偏食，才能提高身體的新陳代謝及免疫力。

醣類、脂質、蛋白質三大營養素的攝取比例，建議**醣類占總熱量的百分之五十至六十**，**脂質占百分之二十至三十**，**蛋白質占百分之十至二十**。衛生福利部的每日飲食指南，建議成年人每日應攝取全穀雜糧類一・五至四碗，豆魚蛋肉類三至八份，蔬菜類三至五碟，水果類二至四份，乳品類一・五至二杯，油脂類三至七茶匙及堅果種子類一份，這部分在第三章會有更多介紹。

2. 餐餐八分飽，避免過量飲食

「餐餐只吃八分飽」是重要的防癌飲食守則。若飲食攝取過量，除了會攝取過多熱量，造成肥胖及慢性病的發生之外，還可能使身體細胞癌化的速度增加。例如，攝取過多熱量及脂肪，容易增加乳癌、大腸癌、卵巢癌、胰臟癌、膽囊癌、攝護腺癌的發生機率。每個人的體型、活動量不同，需要的熱量也隨之不同，除了應小心不要過度攝取脂肪，一般建議健康的成年人，男性一天攝取的熱量約為兩千五百大卡，女性則約為兩千大卡。

3. 吃菜多於肉，大量攝取新鮮蔬果

臺灣癌症基金會自二〇〇四年起，便開始推動「蔬果彩虹579」的活動，建議大家每日應攝取不同顏色的蔬菜水果，以降低癌症的發生率。美國有研究指出，成年男性每一千大卡攝取三份蔬果、成年女性攝取四份蔬果，可有效降低罹患肺癌及子宮內膜癌的風險。

每樣蔬果均含有不同種類的「植化素」，不同顏色的蔬果，代表含有不同的

植化素。植化素對人體的好處，除了降低膽固醇、預防便秘、預防動脈粥狀硬化、促進心臟健康、預防肥胖之外，還能增強免疫力、抗氧化、預防癌症，在第四章中，會再詳細為大家介紹植化素及蔬果彩虹的概念。

4. 防癌基本之道：膳食纖維保健康腸道

膳食纖維是指無法由人體消化酵素消化的食物成分，主要存在於全穀類、蔬菜、水果、根莖類食物中，具有促進排便、保護腸道、預防慢性病及癌症的功能，可說是存在於天然食物中的抑制癌症物質。

膳食纖維分為水溶性及非水溶性兩種。非水溶性的膳食纖維，主要存在於全穀類食物中，水溶性的膳食纖維，則主要存在於蔬果中，例如，水果中的果膠及海藻中的藻脂酸，即是屬於水溶性的膳食纖維，不論是水溶性或是非

族　群	蔬菜份數	水果份數	總份數
兒童（12 歲以內）	3	2	5
女性（12 歲以上）	4	3	7
男性（12 歲以上）	5	4	9

註：蔬菜每份約等於煮熟後半碗的份量；水果每份約等於一個拳頭大小的份量

水溶性膳食纖維，只要在飲食中足量攝取，對於身體生理機能的調節及防癌作用，皆有正面的助益，關於膳食纖維，在下一個章節會有更詳細的介紹。

2

營養基本概念

2

營養基本概念

醣類有什麼功能？每天要攝取多少才夠？

十醣類

- 主要功能為提供熱量與調節蛋白質及脂質的正常代謝
- 分布於肝臟、心肌、平滑肌、骨骼肌、血液及細胞液中
- 在人體中約含三百至四百公克
- 每公克可提供四大卡的熱量

醣類(Carbohydrates)又名為碳水化合物，是由碳(C)、氫(H)、氧(O)三種分子所組成。醣類最主要的功能之一為提供熱量，與蛋白質相同，醣類每公克可提供給人體四大卡的熱量，但由於醣類的消化吸收率高達百分之九十八，優

於蛋白質的百分之九十二，因此，目前營養界仍認為，醣類為人體最安全且經濟的熱量來源。醣類有助於維持大腦及神經系統等神經組織的正常運作，對大腦及神經系統而言，葡萄糖是唯一的熱量來源，若葡萄糖攝取不足，可能會導致神經系統無法正常運作，發生無法恢復的腦部或神經傷害。

+ 醣類攝取不足的後果

- **增加腎臟負擔**
- **酮中毒**

除了提供熱量外，醣類另一項重要的功能，為節省蛋白質和脂質的消耗，讓它們可以各自進行最主要的功能；同樣的，當人體醣類攝取不足時，蛋白質及脂質就必須分解及代謝出來作為熱量的來源，但若是蛋白質及脂質過度分解，就容易對人體產生負面影響。蛋白質過度分解及代謝時，容易產生大量的含氮代謝物，稱為含氮廢物，必須透過腎臟代謝排出，因此**若醣類攝取不足而導致蛋白質過度分解及代謝時，為了代謝這些含氮廢物便會增加腎臟的負擔，久而**

久之便會影響腎臟的健康。而脂質代謝的過程中，會產生一種稱為「酮體」的物質，當醣類攝取不足時，大腦及神經細胞，就會利用酮體作為緊急狀況下的熱量來源，若是長期處於醣類攝取不足的情況，就會因為產生過多酮體導致「酮中毒」，引發脫水、意識不清甚至是昏迷的情況。

+ 醣類的每日攝取建議

醣類是人體所需能量的主要來源，也是飲食中建議攝取量最高者。臺灣衛生福利部建議，均衡飲食中醣類的攝取量，應占總熱量的百分之五十至六十，並盡量以纖維素較高的多醣類食物為主。醣類的食物來源主要包括全穀雜糧類（例如飯、麵、吐司、麵包、地瓜、馬鈴薯、玉米、芋頭、麥片等）、各種蔬菜、水果及奶類（乳製品類含有豐富的乳糖）。另外，糖果、糖漿、含糖飲料等食物也含有單醣類，但攝取過多可能引發糖尿病，應適度控制攝取量。

生酮飲食

近年來，掀起一股以生酮飲食減重的潮流，希望藉由極低醣類的攝取，讓身體進入類似飢餓的狀態，強迫燃燒脂肪。但是生酮飲食為非常極端的飲食方法， 極易造成營養不均衡，並有一派的醫生認為，長期採用生酮飲食容易發生脫水、消化道不適、酮酸中毒、提高腎結石、骨質疏鬆症及心血管疾病的風險等多種副作用。

生酮飲食最早是運用在癲癇症病童的飲食治療上，以高達 70%–80% 的脂肪攝取量，與極低醣類的飲食型態，改變及穩定大腦細胞的代謝，減少大腦的不正常放電，達到改善孩童癲癇症狀的效果。但由於生酮飲食為非常不均衡的飲食型態，因此在施行時，必須由受過專業訓練的營養師隨時在旁監控，且不可長期進行，症狀改善後就必須立刻停止。

減重無捷徑，控制熱量、均衡營養、規律的運動及作息，才是成功減重且不易復胖的正確作法，建議若真的要採用生酮飲食進行減重，也不要超過一個月，以免造成身體永久的傷害，反賠上了身體的健康。此外，孕婦、老年人、發育中的兒童及青少年，及患有糖尿病、高血壓、高血脂、腎臟病、肝臟疾病、痛風症狀的人，則嚴禁進行生酮飲食。

這些也都是醣類？

＋免疫多醣體

免疫多醣體主要存在於蕈菇類食物中，例如香菇、木耳、金針菇等。多醣體可提高人體的免疫能力，因此對於疾病的預防及保健非常有幫助，目前市面上有很多癌症患者可食用的巴西蘑菇營養補充品，即是因為裡面含有許多免疫多醣體，可增加癌症患者的體力及免疫力，因此熱賣。然而，建議大家在購買前先詢問醫師的意見，評估自己是否適合此類產品，並注意劑量問題，以免花錢又傷身。

＋膳食纖維

目前最熱門的醣類食物當屬膳食纖維了。

大家常聽到的膳食纖維，也是醣類的一種，通常泛指人體消化道無法分解的多醣類及木質素。目前已有許多研究證實，多多攝取膳食纖維，對人體健康有非常大的助益，為了降低慢性病及各種癌症的發生率，建議每天應攝取二十至三十五公克的膳食纖維。

蛋白質有什麼功能？

＋蛋白質

- 每公克可提供四大卡的熱量
- 約占體重的百分之十三至十九，是除了水分之外，

▼表 2-1　飲食中常見的膳食纖維種類及功能

分　類	種　類	食物來源	對人體的功能
水溶性膳食纖維	果　膠	各種水果	• 降低膽固醇 • 控制血糖
	半纖維素、植物膠	燕麥、全穀類	
	黏膠質、樹膠	豆類、藻類、木耳、秋葵、愛玉、仙草	
非水溶性膳食纖維	纖維素	全穀類、堅果類、豆類及蔬果的外皮、芹菜等蔬菜	• 預防便秘及大腸疾病 • 促進腸道蠕動 • 增加飽足感
	半纖維素	全穀類、麩皮、芥菜等蔬菜	
	木質素	蔬菜中較老的根莖部位	

資料來源：營養學。邱麗玲編著。啟英文化事業有限公司

身體中含量最多的物質

- 肌肉、骨骼、牙齒、皮膚、毛髮等器官組織，皆是由蛋白質所組成
- 主要功能為提供熱量、建造及修補組織與調節各項生理機能

蛋白質(Protein)是構成生物體的主要原料，也是調節身體各種生理機能的主要物質，對於人體結構與新陳代謝皆相當重要。蛋白質與醣類一樣，每公克可提供四大卡的熱量，大部分情況下，人體會以醣類作為主要熱量來源，但在一些較特殊的狀況如禁食、飢餓、感染、發炎時，身體中的蛋白質就會分解出來，以供應身體所需的熱量。

身體中的肌肉、骨骼、牙齒、皮膚、毛髮等器官組織，都是由蛋白質所組成，蛋白質是除了水分之外，身體含量最多的物質。常聽到醫生建議手術後的病患飲用鱸魚湯，就是因為鱸魚含有豐富的蛋白質，可建造及修復身體組織，有助於加速手術傷口的癒合。近來相當流行的膠原蛋白，也是因為可促進皮膚組織的修補而成為美容聖品。

此外，蛋白質的功能還有調節各項生理機能，包括構成抗體（因此可增加免疫能力）、製造身體所需酵素、製造荷爾蒙、構成神經傳導物質（可維持大腦中正常的神經傳導功能）、維持身體的酸鹼平衡、維持水分平衡、運送身體所需物質（例如血紅素可運送身體所需的氧氣到各組織細胞中）等，因此在飲食中攝取足夠的蛋白質，對於維持身體健康是非常重要的。

蛋白質有幾種？

蛋白質的食物來源分為動物性及植物性兩種。

＋動物性

蛋、奶類、肉類、海鮮等，皆屬於完全蛋白質食物，也稱為高品質蛋白質食物。

＋植物性

植物性蛋白質包括五穀類、蔬菜類、水果類及黃豆類，除了黃豆類之外，其餘的植物性蛋白質皆屬於部分完全蛋白質，也稱為低品質蛋白質食物。

若單純以「補充蛋白質」的角度來說，高品質蛋白質食物是較佳的選擇，因為人體對於高品質蛋白質的吸收及利用較好，只要足量食用一種動物性食物例如蛋、奶或肉類食物，即可補充足量的蛋白質。但植物性食物（黃豆及其製品除外）由於蛋白質的品質較差，因此需混合食用多種植物性食物，才能攝取到足量且品質高的蛋白質，這就是醫師之所以建議病患、孕婦等需要補充蛋白質的民眾，多食用魚、牛奶、雞蛋、雞肉來補充蛋白質，而不會建議以蔬菜、水果來補充蛋白質的原因。

但須注意，動物性蛋白質食物，通常也含有較高的飽和脂肪及膽固醇，若攝取過量，對於心血管可能會有較負面的影響；而植物性蛋白質食物的膽固醇含量較低，對人體負擔較小。若中老年人想要同時兼顧攝取高品質蛋白質食物及保養心血管，建議可攝取膽固醇及飽和脂肪含量相對較低的魚類及雞肉，或是以黃豆類作為蛋白質來源，即可補充到足夠的高品質蛋白質，也不會對心血管造成過度負擔。

＋蛋白質互補作用

日常飲食中建議可將動物性蛋白質及植物性蛋白質混合進食，以動物性食物彌補植物性食物的不足，建議菜色包括竹筍炒肉絲、番茄炒蛋、空心菜炒牛肉、饅頭夾蛋等。素食者則建議將多種植物性食物混合進食，例如目前市面上常見的十穀米，即是將十種穀類混合在一起同時煮，或是烹調黃豆糙米薏仁飯等，即可有效提高植物性食物中蛋白質的營養價值。

一天要攝取多少蛋白質？

衛生福利部建議，均衡飲食中蛋白質的攝取量應占總熱量的百分之十至二十，若依體重計算，每公斤體重約需要〇．八至一．五公克。在一些較特殊的生理狀況下，則必須增加蛋白質的攝取量，例如生長中的孩童及青少年、孕婦、正在哺乳的婦女、手術後、重病後、營養不良、燒傷後、貧血等狀況下，皆必須多加攝取蛋白質，以促進身體的生長及組織的修復。

▼表 2-2　蛋白質參考攝取量

年　齡	單　位（公克）	
0-6 月	2.3/每公斤體重	
7-12 月	2.1/每公斤體重	
1-3 歲	20	
4-6 歲	30	
7-9 歲	40	
	男　性	女　性
10-12 歲	55	50
13-15 歲	70	60
16-18 歲	75	55
19-30 歲	60	50
31-50 歲	60	50
51-70 歲	55	50
71 歲以上	60	50

資料來源：衛生福利部。https://www.hpa.gov.tw/Pages/Detail.aspx?nodeid=544&pid=725

低蛋白飲食

低蛋白飲食是一種作為肝臟或腎臟疾病患者的飲食治療方式。

腎臟功能不全、急性或慢性腎衰竭而未作洗腎治療、肝臟疾病伴隨肝昏迷者，皆可採用低蛋白飲食來控制病情。肝臟或腎臟疾病患者，由於身體無法有效代謝及排泄體內廢物，因此需降低蛋白質的攝取，以減少體內含氮廢物的產生及堆積，延緩疾病惡化。

目前臺灣的醫療院所在作營養指導時，通常建議低蛋白飲食以每公斤體重攝取 0.5 公克的蛋白質（詳細情況因人而異，仍需經專業醫護人員評估），並盡量選擇高品質蛋白質的食物，例如雞蛋、牛奶、雞肉、魚、黃豆類等。低蛋白飲食可減少肝臟及腎臟的負擔、降低患者尿液中尿蛋白的流失，因此對於控制患者病情、體力恢復及器官保養方面有很大的益處，但不建議沒有肝臟、腎臟疾病的一般大眾進行低蛋白飲食，以免蛋白質不足影響身體的正常代謝。

脂質就是脂肪嗎？那不是對身體不好？

十脂質

- 每公克可提供九大卡的熱量
- 全身的脂肪分布中，以皮下脂肪及內臟脂肪占大部分
- 主要功能有供應能量、儲存能量、保護臟器、幫助吸收脂溶性維生素與調節生理機能

脂質 (Lipid) 也就是大家熟知的脂肪，一般大眾對於脂質往往有較負面的印象，常由電視或報章雜誌中得到「脂肪對身體是不好的」資訊，但其實脂質對維持正常的生理機能，具有不可忽視的功能。

目前市面上很熱門的健康食品：魚油，即為脂質的一種，現階段有許多研究指出，攝取魚油有助於抑制血液凝集及動脈栓塞，對於心血管健康有正面的

影響。但要提醒大家，市面上有各式各樣的魚油產品，要如何補充魚油才能安心又健康，除了必須注意成分、保存期限、劑量之外，最好還是詢問醫師或營養師的意見。

＋必需脂肪酸

將脂質依照營養價值區分，對人體有重要的生理功能，但人體無法自行製造，必須由食物供應者，即稱為必需脂肪酸。必需脂肪酸有亞麻油酸及次亞麻油酸兩種，可從各種植物油中攝取，因此建議家裡可多準備幾種植物油，在烹調時交替使用，即可攝取到足夠的必需脂肪酸。而可由人體自行合成，不需依靠食物供應的脂肪酸，則稱為非必需脂肪酸。

＋反式脂肪酸

若是由脂肪的化學式排列方式分類，有一種脂肪酸稱為「反式脂肪酸」，主要存在於奶精、零食等加工食品中，目前全球的研究皆指出，攝取反式脂肪酸可能會促使心血管疾病的發生，因此，建議盡少食用人造奶油、瑪琪琳、酥油、奶精或市售的油炸類零食等食物。

＋脂肪的重要功能

1. 供應能量

一公克的脂質可提供九大卡的熱量，約是醣類及蛋白質的兩倍多，稱為「高密度能量來源」，由於在同樣的公克數下，脂質相較於醣類及蛋白質可提供更多的熱量，因此可降低腸胃蠕動和抑制胃液分泌，使食物停留在胃中的時間較長，延遲飢餓感的產生，增加飽足感。

2. 儲存能量

人體主要以脂肪的形式來儲存能量，當人體需要能量時，即會從脂肪細胞中分解出來，提供人體所需。

3. 保護作用

在全身的脂肪分布中，以皮下脂肪及內臟脂肪占大部分。皮下脂肪及內臟脂肪可幫助身體保持正常體溫，保護內臟，避免內臟受到重力的直接撞擊，減少內臟受傷的情況發生。

4. 幫助脂溶性維生素的吸收

脂溶性維生素有四種，分別為維生素A、D、E、K。在攝取脂溶性維生素時，與脂質一起攝取，可促進這四種維生素的吸收，有助於維持身體的健康。

5. 調節生理機能

亞麻油酸及次亞麻油酸這兩種必需脂肪酸有許多功能，例如，構成細胞膜的結構、保持細胞膜的完整性、合成前列腺素及其他荷爾蒙、減少血管中血液凝集等好處。因此脂肪對身體機能的維持是非常重要的，大家必須破除「脂肪只會帶來壞處」刻版印象。

一天攝取多少脂質才不至於過量？

衛生福利部建議，健康的成年人每日脂質攝取量，應約占總熱量的百分之二十至三十左右。

脂質的食物來源有動物性及植物性兩種，動物性來源包括各種肉類、蛋、奶類、乳製品等；植物性來源則為各種植物油。植物性油脂例如橄欖油、葵花油、大豆油、花生油、菜籽油等，含有較多不飽和脂肪酸，且不含膽固醇，因此對於心血管保養較有益處，其中椰子油和棕櫚油雖然是植物油，但組成中以飽和脂肪酸的比例較高，因此需注意勿攝取過量。動物性油脂例如牛油、豬油、雞油等，牛油與豬油所含的飽和脂肪酸較高，雞油則較少。另外，需注意有些脂質為「不可見脂質」，例如花生等各種堅果類、烘焙食品、巧克力等，雖然肉眼看不到有油脂，但是卻是脂質含量豐富的食物，因此攝取時必須留意。

別怕膽固醇！

大家常聽到的「膽固醇」，其實也是脂質的一種，許多人認為膽固醇對身體是百害無一利，但其實膽固醇對人體有許多重要的功用。人體中有兩種重要的膽固醇，分別為低密度脂蛋白膽固醇（LDL）及高密度脂蛋白膽固醇（HDL）。

＋好的膽固醇：高密度脂蛋白膽固醇（HDL）

HDL 被稱為「好的膽固醇」，因為 HDL 可將身體器官或組織中過多的膽固醇運送到肝臟中，讓膽固醇在代謝之後排出體外，降低血液中膽固醇濃度。

＋壞的膽固醇：低密度脂蛋白膽固醇（LDL）

LDL 被稱為「壞的膽固醇」，當 LDL 濃度太高時，便會堆積在心血管中，容易導致心血管疾病的發生。

膽固醇主要存在於動物的細胞膜中，不存在於植物組織中，因此**植物性食物不含膽固醇**。膽固醇的功能包括合成荷爾蒙、製造膽汁以幫助脂質消化、構成細胞膜、轉變成人體需要的維生素D。但為了預防心血管疾病的發生，飲食中膽固醇的攝取量不能過量，盡量不要超過三百毫克，下表列出各類食物中每一百公克的膽固醇含量供大家參考。

▼表 2-3　每 100g 食材所含有的膽固醇量

分　類	名　稱	膽固醇（毫克）
蛋　類	雞蛋黃	1131
	雞蛋白	0
	鴨蛋黃	1120
肉　類	豬　腦	2075
	豬　腰	365-480
	肝	65-260
	瘦　肉	99-138
	排　骨	105
	臘　腸	150
	火　腿	62
	雞胸肉	39
油　類	豬　油	56
	植物油	0
奶　類	奶　油	140
	起　司	100
	牛　油	260
	牛　奶	13

分　類	名　稱	膽固醇（毫克）
海產類	鮮魷魚	231
	龍　蝦	85
	蟹　肉	100
	蝦	154
	罐頭鮑魚	103–170
	黃　魚	79
	海　蜇	16
	海　參	0
其　他	蔬　菜	0
	瓜果類	0
	五穀類	0

資料來源：行政院衛生署（2011 年）

維生素有幾種？差別是什麼？

＋維生素

- **分為脂溶性與水溶性兩種**
- **無法提供熱量**
- **可幫助醣類、蛋白質及脂質的代謝**
- **多須由食物中攝取才能獲得，因人體無法自行合成，或是合成量不夠身體所需**
- **攝取不足時會有缺乏的症狀發生，若加以補充即可明顯改善缺乏症狀**

維生素(Vitamin)其實就是大家都相當熟悉的「維他命」，可維持人體正常生理功能並促進生長發育，是不可或缺的物質。十八世紀開始，有醫師發現檸檬汁和柳丁汁可改善壞血病，之後就有一群科學家開始研究維生素，提出維生素是可維持人體正常生理功能及促進生長的重要物質。波蘭科學家芬克(Casimir Funk)在一九一二年正式提出「維生素」的命名，意指「非常重要的含胺物質」，並在往後的數十年間，陸續發現十三種人體所需的維生素，並進一步將這些維生素分為脂溶性與水溶性兩大類。維生素的劑量，除脂溶性維生素A及D採用國際單位(IU)之外（也可以微克為單位），其他的維生素均以重量為單位。維生素E、C及大部分的維生素B群以毫克(mg)為單位，維生素K、B_{12}和生物素、葉酸則以微克(μg)為單位。

維生素無法提供熱量，人體對維生素的需求量也不像醣類、蛋白質及脂質那麼多，但由於維生素可幫助醣類、蛋白質及脂質的代謝，且人體無法自行合成，或是合成量不夠所需，必須藉由食用特定的食物才能獲得，攝取不足時的缺乏症狀可遍布全身上下大大小小的地方，因此不可小看它們的重要性。而須特別留意部分維生素的保存條件相當嚴苛，對於濕度、熱、光、金屬離子、酸鹼度等非常敏感，容易被破壞，因此在儲存、烹調及加工過程中需特別注意。

缺乏維生素會發生什麼症狀？

脂溶性維生素若補充過量容易引發毒性，水溶性維生素則較無攝取過量的問題，因身體多餘的水溶性維生素，容易隨著尿液排出體外，因此在脂溶性維生素的整理表格中，特列出過量症狀供大家參考。

▼表 2-4　脂溶性與水溶性維生素

性　質	脂溶性維生素	水溶性維生素
種　類	A、D、E、K	B_1、B_2、B_6、B_{12}、C、菸鹼酸、葉酸、泛酸、生物素
溶解方式	可溶解於油脂中	易溶於水中
攝取過量時	代謝較慢，較易儲存於體內	只有少量會留存於體內
排泄方式	主要由膽汁經糞便排泄	由尿液排泄
是否會引起毒性	攝取過量較易引起毒性	排泄容易因此較不易引起毒性
破壞程度	較不會因為烹調過程而受到破壞	容易因為高溫、光線、空氣及烹調過程而受到破壞

▼ 表 2-5　脂溶性維生素的功用及缺乏症狀

維生素	功　能	食物來源	缺乏症狀	過量症狀
維生素 A	• 維持眼睛正常功能，預防夜盲症及乾眼症 • 保持皮膚組織的完整性 • 具抗氧化作用，可預防癌症或慢性病發生 • 維持骨骼與牙齒的健康	紅色、黃色及橘色的蔬菜及水果、肝臟、蛋黃、魚肝油	夜盲症、乾眼症、皮膚角質化及乾燥、免疫功能較差	肝臟及脾臟腫大、頭痛、骨骼疼痛、嘔吐、暈眩、視力模糊等。若孕婦在懷孕時攝取過量，則容易有胎兒發育異常的情形
維生素 D	• 維護骨骼與牙齒的健康 • 幫助鈣質的吸收與平衡	小魚乾、奶油、蛋黃、牛奶	軟骨症或骨質疏鬆症、牙齒鬆動、齟齒	腎臟、心臟及血管的鈣化
維生素 E	• 具抗氧化作用，可預防癌症或慢性病發生 • 保護細胞的健康及完整 • 維持正常的生殖機能	植物油、全穀類、深綠色蔬菜	不孕症、貧血、神經損傷	血脂質升高、影響正常的凝血功能
維生素 K	促進凝血作用	綠色蔬菜、全穀類、蛋黃	凝血功能不良而造成紫斑症	貧血、黃疸

▼ 表 2-6　水溶性維生素的功用及缺乏症狀

維生素	功　能	食物來源	缺乏症狀
維生素 B_1	● 幫助能量代謝 ● 預防腳氣病 ● 預防神經發炎 ● 維持腸胃跟心臟的正常功能	全穀類、豬肉、豆類、堅果類	腳氣病（神經發炎、心臟衰竭等症狀）、腸胃不適、食慾不振、頭痛、嗜睡、消化不良等
維生素 B_2	● 幫助能量代謝 ● 預防口角炎 ● 維持口腔、消化系統、眼睛等器官的健康	奶類、奶製品、蛋、綠色蔬菜	口角炎、舌炎、口腔潰瘍、皮膚炎
維生素 B_6	● 幫助能量代謝 ● 合成紅血球，預防貧血 ● 合成荷爾蒙 ● 幫助胺基酸的代謝	魚類、肉類、蛋、奶類、全穀類、馬鈴薯、蔬果類、莢豆類	貧血、皮膚炎、神經炎、頭痛、嘔吐
維生素 B_{12}	● 幫助紅血球的生成與合成 ● 體內新陳代謝所需	動物性食物皆含有，植物性食物則幾乎皆不含	惡性貧血、易疲倦
葉　酸	● 幫助紅血球的合成與成熟 ● 參與抗體的生成過程 ● 參與蛋白質的代謝 ● 細胞生長與修復	深綠色葉菜類、堅果類、全穀類、肝臟	貧血、嬰兒神經管中空、神經缺損、腹瀉、吸收不良

維生素	功　能	食物來源	缺乏症狀
菸鹼酸	● 預防癩皮病 ● 體內新陳代謝所需 ● 幫助合成體內酵素	牛奶、雞肉、瘦肉、魚類、全穀類、花生	癩皮病(腹瀉、皮膚炎、失智、可能會死亡)
泛　酸	● 參與能量及三大營養素的代謝 ● 幫助合成膽固醇及類固醇 ● 組成體內生化反應所需酵素	廣泛地存在於各類食物中，但在全穀類、肉類、蛋、奶類中的含量特別豐富	疲勞、食慾不振、消化不良、腹痛、失眠、神經炎
生物素	● 參與能量及三大營養素的代謝 ● 幫助合成特定胺基酸 ● 促進身體各個器官及組織正常生長	內臟、蛋黃、豆類、堅果類、地瓜、花椰菜、紅蘿蔔 備註：生蛋白內含有抗生物素蛋白(Avidin)，會與生物素結合而影響其吸收，因此不宜生食	皮膚炎、脫皮、肌肉痠痛、食慾不振、噁心、疲倦
維生素 C	● 具抗氧化作用，可預防癌症、慢性病及感冒的發生 ● 幫助形成膠原蛋白，促進傷口癒合 ● 幫助鐵質吸收 ● 提高免疫力 ● 幫助合成荷爾蒙，維持血管及神經系統的正常功能	新鮮蔬菜水果皆含豐富的維生素 C，維生素 C 是最容易在烹調過程中流失的維生素，建議多採用涼拌或快炒，可保留較多的維生素 C	壞血病、牙齦出血、皮下出血、免疫力較差、容易感冒、傷口癒合慢、皮膚角質化、指甲周邊點狀出血

礦物質是什麼？

＋礦物質

- 身體無法自行製造，必須由食物當中攝取而得
- 除了某幾種電解質（例如鈉）之外，大部分皆難溶於水
- 在飲食中可供人體吸收利用的比例差異很大，依礦物質種類的不同而不同，利用率較高的礦物質有鈉、鉀、碘、氟、鈣、磷、鐵等
- 在動物或植物當中的含量，會受到土壤或水質的影響，甚至有些金屬類礦物質會累積在人體中造成金屬中毒
- 在身體內大致是呈現平衡狀態，當身體中礦物質的量越多，吸收率就會越低；而當礦物質的量較缺乏之時，吸收率就會提高

礦物質 (Mineral) 是生物體經高溫燃燒後所殘留下來的物質，自然界中的礦

物質種類眾多，與人體有關的大約有二十多種。人體中礦物質的含量約占個人體重的百分之四至百分之五，主要分布於骨骼、牙齒、體液及細胞組織中，以骨骼組織含量最高。相較於其他營養素，人體所需礦物質的量較少，但由於礦物質無法由人體自行合成，必須從飲食中攝取才能滿足身體所需。此外，因部分礦物質對人體具有毒性，在日常生活中須特別加以留意。

十 礦物質的重要功能

- **調節細胞中水分與離子的平衡**
- **幫助細胞代謝**
- **促進骨骼健康**
- **促進生長發育**
- **促進血液的形成與凝集**
- **調節神經衝動**
- **調節肌肉收縮與放鬆**

- 抗氧化作用

缺鐵會貧血，缺其他的礦物質呢？

依據人體對於礦物質需求量的多寡，可分為主要礦物質及次要礦物質兩大類。

＋主要礦物質

需求量較多的，稱為主要礦物質，例如鈣、磷、鈉、鉀、硫、鎂、氯。

＋次要礦物質

需求量較少的，稱為次要礦物質，例如鐵、鋅、碘、銅、氟、硒、錳等

此外，根據世界衛生組織和聯合國糧農組織的定義，礦物質也可依照以下原則來分類：

1. 人體必須微量元素十種：鐵、鋅、銅、碘、錳、鉬、鈷、硒、鉻、氟。
2. 人體可能必須微量元素四種：硅、鎳、硼、釩。
3. 具有潛在毒性，但低劑量可能具人體必須功能元素：鉛、鎘、汞、砷、鋁、鋰、錫。

▼ 表 2-7　主要礦物質的功用及缺乏症狀

礦物質	主要功能	食物來源	缺乏症狀
鈣	• 構成骨骼及牙齒 • 協助血液凝固作用 • 協助肌肉和心肌的正常收縮作用 • 協助神經傳導作用 • 調節體內酸鹼平衡 • 活化分解蛋白質及脂質的酵素	奶類及乳製品、小魚乾、豆類、綠色蔬菜、芝麻、海藻類	軟骨症、骨質疏鬆症等骨骼相關疾病、肌肉抽筋
磷	• 構成骨骼及牙齒 • 協助脂質及醣類的代謝作用 • 儲存能量 • 構成細胞膜 • 調節酸鹼平衡	所有食物皆含有磷,但蛋黃、瘦肉、奶類、全穀類、堅果類、魚類中的含量較高	骨質疏鬆、肌肉無力
鉀	• 維持體內水分及酸鹼平衡 • 維持正常的神經傳導 • 維持肌肉正常的收縮 • 催化體內的酵素反應	魚類、瘦肉、家禽、水果、蔬菜及全穀類中均含量豐富,其中香蕉、馬鈴薯、葡萄柚中的含量特別多	噁心、嘔吐、抽筋、頭暈、疲倦、心跳加速、心律不整
氯	• 調節水分及酸鹼平衡 • 胃液的主要成分，協助維持正常消化機能 • 幫助體內酵素的功用	鹽、海帶、紫菜等海藻類	食慾不振、消化不良、肌肉抽筋、有氣無力

礦物質	主要功能	食物來源	缺乏症狀
鈉	● 維持體內水分平衡 ● 維持體內酸鹼平衡 ● 維持肌肉的正常收縮	食鹽、各種調味料(沙茶醬、甜麵醬、味精、雞湯塊、番茄醬等)、醃漬食品、加工食品(罐頭、泡麵、火腿、臘肉等)	噁心、昏睡、肌肉抽筋、腸胃不適、食慾不振 備註：攝取過多的鈉會導致高血壓，建議盡量維持口味清淡的飲食習慣，並少吃加工食品，是預防高血壓的根本之道
硫	● 促進毛髮、指甲等組織的生長及健康 ● 促進人體的新陳代謝 ● 構成特定胺基酸、胰島素、生物素的成分	魚類、奶類、瘦肉、堅果類、各種蔬菜	目前尚無明確的缺乏症狀報告
鎂	● 構成骨骼及牙齒 ● 調節神經傳導與心臟肌肉的正常功能 ● 協助醣類及蛋白質的消化及代謝 ● 製造核糖體，維持正常細胞功能	胚芽、五穀類、堅果類、深綠色蔬菜、糙米、莢豆類、香蕉、檸檬、蘋果等水果	手腳抽筋及痙攣、憂鬱、神經過敏、易虛弱、易疲勞、心悸、心律不整

▼ 表 2-8　次要礦物質的功用及缺乏症狀

礦物質	主要功能	食物來源	缺乏症狀
鐵	• 構成血紅素的主要原料，預防貧血發生 • 構成肌紅素的主要原料 • 增加免疫能力，對抗疲勞	各種肉類、肝臟、蛋黃、海產類、莢豆類、深綠色蔬菜、葡萄、櫻桃、紅豆等深色植物性食物	缺鐵性貧血、虛弱、臉色蒼白、暈眩、怕冷、頭痛
碘	• 構成甲狀腺素 • 調節人體的基礎代謝率，促進新陳代謝 • 促進各身體組織的生長健康	含碘食鹽、海帶、紫菜等海藻類、海產類、貝類	甲狀腺腫大、兒童呆小症（智力較低下及發育遲緩）
鋅	• 構成身體所需酵素 • 胰臟製造胰島素的必需元素 • 協助製造男性荷爾蒙，有助維持正常的生殖能力、精子形成及睪丸功能 • 協助合成遺傳物質 DNA 及 RNA • 加速傷口癒合 • 協助維持正常的味覺	海產類、瘦肉、肉類、牡蠣、全穀雜糧類、奶類、蛋	兒童生長遲緩、食慾不振、免疫能力降低、傷口癒合較緩慢
鈷	• 維生素 B_{12} 的成分	奶類、瘦肉、內臟類、海產類	貧血

礦物質	主要功能	食物來源	缺乏症狀
氟	● 防止蛀牙 ● 存在骨骼中，協助維持骨骼的堅固及健康	茶葉	蛀牙、牙齒琺瑯質較容易鬆脆、老年人若缺乏容易引起骨質疏鬆症
鉻	● 構成葡萄糖耐受因子，維持正常血糖 ● 維持血液中的膽固醇濃度	啤酒酵母、雞肉、甲殼類	可能會導致血糖控制不良而使糖尿病的發生率增加
銅	● 許多酵素的構成成分 ● 構成細胞及組織的成分 ● 協助構成血紅素 ● 促進免疫系統、凝血系統、心血管系統的健全	海產類、瘦肉、堅果類、肝臟、豆類	貧血、免疫力降低、神經系統缺失
硒	● 可構成抗氧化酵素，有助預防癌症與慢性病 ● 避免細胞被氧化破壞，保護細胞的完整性 ● 維持正常生長	海產類、瘦肉、肝臟、綠色葉菜類、小麥胚芽	心肌無力、心臟擴大、關節僵硬、微血管較脆弱
錳	● 構成身體裡許多酵素，有助於新陳代謝 ● 消除疲勞 ● 維持神經系統、結締組織及骨骼的正常功能	全穀類、豆類、堅果類、綠色葉菜類	骨骼不健全、生長遲緩、新陳代謝異常、神經系統失調

水的功用是什麼？一天要喝多少水？

十水

- 除了空氣之外，維持生命最重要的物質
- 約占人體體重的百分之五十五至七十
- 人體中的所有組織均含有水，例如組織間、腹腔中的液體，血漿、腦脊髓液、眼球內液、消化液等
- 人體中水分含量受到性別、年齡等因素的影響而不同，隨著年齡增加，體內水分的含量及比例越低

人體水分的主要來源有三項，第一為飲用入身體內的水和飲料，每日約一千五百毫升，第二為由食物中獲得的水分，每日約為八百毫升，第三為營養素代謝後所產生的水分，人體所攝取的葡萄糖、胺基酸與脂肪酸的氧化，均能產

生水分，每日約有兩百毫升。多喝水除了可促進體內的新陳代謝之外，也可幫助體內廢物的排出，因此每天水分的攝取必須足夠，一般而言，成年人的水分攝取量為每一大卡攝取一毫升，嬰兒則是每一大卡攝取一．五毫升。

人體中的所有組織均含有水，例如組織間與胸膜腔、心包腔、腹腔中的液體，血漿、腦脊髓液、眼球內液、消化液等皆是。**人體中水分含量受到性別、年齡等因素的影響而不同**，嬰兒體內水分的比例較成年人高，約占百分之七十五，**隨著年齡增加，體內水分的含量及比例會越來越低**，青少年約占百分之六十，中年人約占百分之五十五，老年人約占百分之五十。衛生福利部建議每天應喝八杯以上的水，大約為二〇〇〇毫升左右。然而，上述僅為建議，水分的攝取量還是應視個人情況而定。例如心衰竭、腎衰竭、肝硬化、腹水等疾病的患者，就應適度控制水分的攝取；而每天都有較激烈身體活動的人，如搬家工人、職業運動員等，則應適度增加水分攝取。

十 水的重要功能

- 構成細胞的主成分
- 調節體溫
- 構成消化液，協助食物的消化及吸收
- 可構成所有體液，例如淋巴液、汗液、尿液、血液、消化液等
- 協助維持身體內電解質的平衡
- 可當作潤滑劑，降低體內各器官的摩擦作用

其他的水？

① 鹼性離子水 ： 廣告宣稱飲用鹼性離子水可調整體質酸鹼性，進而改善體質。事實上，人體會自動調節血液的酸鹼度，使血液 pH 值維持在 7.35–7.45 之間的弱鹼性，飲用鹼性水或食用鹼性食物，並無法顯著改變血液的酸鹼性，過量飲用鹼性離子水，反而可能會造成腎臟負擔。

② 紅豆水、薏仁水：這兩種水的原理，皆宣稱可藉由利尿或利水作用，達到調整下半身體態，讓臉變小的效果。紅豆和薏仁因鉀離子含量較高，在中醫及營養學的觀點中，的確具有利尿及利水作用，但是否能達到下半身瘦身及瘦臉的效果？目前則尚未有強力的醫學證據可證實，也由於鉀離子含量高的關係，慢性腎臟病患者、懷孕者並不適合飲用。

③ 蜂蜜水：中醫觀點認為，蜂蜜具有抗菌消炎、增加免疫能力、促進消化、改善睡眠品質等功效。《本草綱目》中記載，蜂蜜具有清熱、補中、解毒、潤躁、止痛五大功效，因此，目前普遍認為飲用蜂蜜水有益於滋補身體。必須注意，蜂蜜含有豐富的葡萄糖及果糖，含有不少熱量，一次飲用過多，會使血糖快速上升且又增加熱量，因此，建議

糖尿病患者、減重者、心血管疾病患者等慢性病患者，欲使用蜂蜜水調養身體前，最好先諮詢醫師或營養師。

④ 檸檬水：英國《每日郵報》中曾經刊載，因為檸檬含有豐富的維生素 C 及檸檬苦素、黃酮素等多種植化素，每天飲用溫熱檸檬水（約 40～50°C）能夠增強免疫系統功能、促進肝臟解毒作用，有效改善健康。但須注意，由於檸檬酸性較高，若飲用濃度過高的檸檬水，很可能因胃酸分泌過多而傷胃，因此建議在調配時不要加入過多檸檬，半顆切片檸檬加入 350-400 毫升的溫水為最佳比例，再酌量依據個人味覺感受調整。

食品標示要怎麼看？

與食品相關的大部分產品，包括食品、食品添加物、食品器具與食品用洗潔劑等，都必須按照《食品安全衛生管理法》的規定，在外包裝上標示出法規明定的項目。

食品標示主要是告訴消費者，自己購買的食物中含有什麼內容，同時表示廠商對所提供產品負責的態度。正確的食品成分及營養標示，可提供消費者消費資訊，了解自己從這份食品中可獲取多少營養素，依據自己的需求正確選購食品，以下來教大家如何解讀這些標示。

品名：美美餅乾（巧克力）
成分：麵粉、砂糖、雞蛋、奶油、奶粉、可可粉、玉米澱粉、鹽、乳化劑、食用黃色色素、香草香料
淨重：30公克
有效日期：標示於包裝上（西元：年.月.日）
保存期限：一年

1. 食品成分標示

食品原料的排列順序並非隨機，而是依據含量的多寡**由高至低按順序排列**，如此例中的餅乾，含量最高的原料是麵粉，第二是砂糖，依此類推。

2. 營養標示

營養標示有助於消費者計算食品中所含的營養素，可依此調整食用量、比較各種食品的營養素，以選購適合自己營養需求的食品，以下就用一包軟糖的營養標示來教大家如何計算：

首先先看「份數」，再看「每份所含的營養素」。這包軟糖含有三份的份量，所以吃完整包軟糖可得到：

營養標示		
每一份量 10公克		
本包裝含 3份		
	每份	每100公克
熱量	48大卡	485大卡
蛋白質	0.6公克	6.4公克
脂肪	1.9公克	18.9公克
飽和脂肪	1.4公克	14.1公克
反式脂肪	0公克	0公克
碳水化合物	7.2公克	72.4公克
糖	2.6公克	26.0公克
鈉	13毫克	133毫克

- **熱量48×3＝144大卡**
- **蛋白質0.6×3＝1.8公克**
- **脂肪1.9×3＝5.7公克**
- **飽和脂肪1.4×3＝4.2公克**
- **反式脂肪0×3＝0公克**
- **碳水化合物7.2×3＝21.6公克**
- **糖2.6×3＝7.8公克**
- **鈉13×3＝39毫克**

用這樣的計算方式，消費者可以得知自己究竟吃進了多少營養素，需要控制熱量的人，也可以此為根據來調整食用量。

3

建立正確飲食觀念

3 建立正確飲食觀念

每天要吃些什麼才均衡？份量如何計算？

維持均衡的飲食型態是邁向健康的第一步，了解食物當中的營養素後，如何均衡攝取到這些營養素，是非常重要的課題。為了讓大家有遵循的依據，衛生福利部訂定了「每日飲食指南」，列出各大類食材每日建議攝取的份量。

每日飲食指南中將食物分成六大類：全穀雜糧類、豆魚蛋肉類、蔬菜類、水果類、乳品類、油脂與堅果種子類，並列出成年人的每日建議攝取量。

1. 全穀雜糧類

- **測量單位：碗**
- **建議每日攝取量：一．五至四碗**

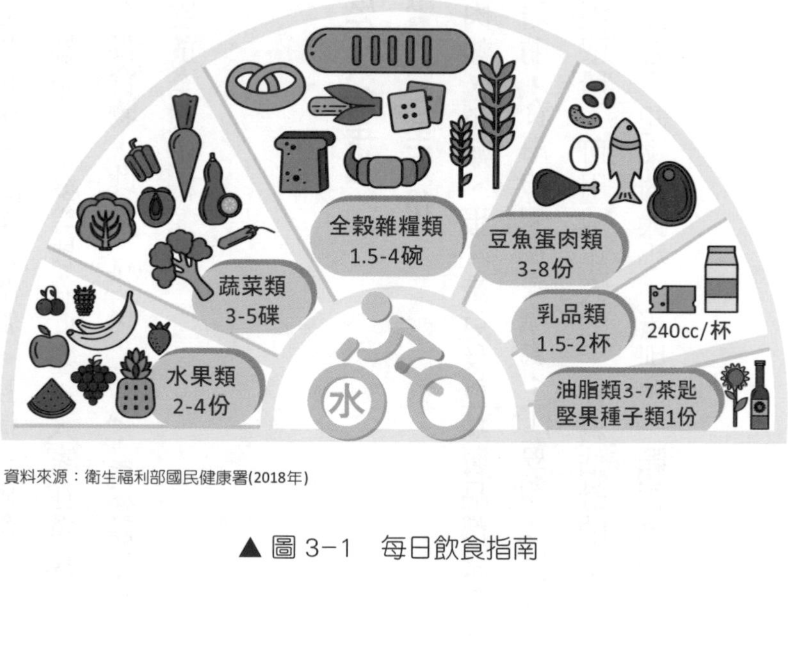
全穀雜糧類
1.5-4碗
蔬菜類
3-5碟
豆魚蛋肉類
3-8份
水果類
2-4份
水
乳品類
1.5-2杯
240cc/杯
油脂類3-7茶匙
堅果種子類1份

資料來源：衛生福利部國民健康署(2018年)

▲ 圖 3-1　每日飲食指南

全穀雜糧類主要提供的營養素為醣類，臺灣一般飲食中的主食包括米飯、麵條、吐司、饅頭、糙米、藜麥等皆為此類。大家在選擇主食時，應盡量多選用糙米、胚芽米及全麥食物，此外，地瓜、南瓜、馬鈴薯、芋頭、玉米、紅豆、綠豆、薏仁等也都屬於全穀雜糧類。

2. 豆魚蛋肉類

- **測量單位：成年人的手指**
- **建議每日攝取量：三至八份**

食物中所有的肉類、魚類、蛋、黃豆及豆類製品都屬於此類，主要提供的營養素為蛋白質及脂肪，食用的順位建議為：(1)豆類、(2)魚類、(3)蛋、(4)肉類。要估計此類食物的攝取量，可用成年人的手作為估計的工具，每份約可視為一個成年人三隻手指頭合併起來的大小，蛋則將一顆視為一份。

3. 蔬菜類

- **測量單位：碟**
- **建議每日攝取量：三至五碟**

所有的葉菜、瓜果及花菜類等，都屬於蔬菜類食物，此類食物主要提供的營養素有維生素、礦物質及膳食纖維。蔬菜類的份量以小碟為單位，一碟可視為小蛋糕盤一盤的份量。建議大家應多攝取各種不同顏色的蔬菜，因不同顏色即代表含有不同的維生素及礦物質，均衡攝取才能避免維生素及礦物質缺乏的風險。

4. 水果類

- **測量單位：成年人的一個拳頭大小**
- **建議每日攝取量：二至四份**

被譽為水果王國的臺灣，由於氣候合適，水果產量相當豐富。水果類主要提供的營養素為維生素、礦物質及膳食纖維，尤其維生素C的含量特別豐富。

水果類的份量可用成年人的一個拳頭大小作為一份，若是顆粒狀水果如葡萄，則以十至十三顆作為一份。

5. 乳品類

- **測量單位：杯**
- **建議每日攝取量：一．五至二杯**

乳品類包括鮮奶、保久乳、優酪乳、優格、起司，是鈣質及維生素B_2的良好來源，也提供了脂質及蛋白質，為營養相當豐富的食物。液狀乳品以一杯二四〇毫升為計量單位，近年來的研究顯示，全脂奶相較於低脂奶，並不會造成肥胖或心血管疾病的風險增加，因此不需刻意選擇低脂或脫脂奶飲用。

▼表 3-1　6 大類食物測量單位

類別	全穀雜糧類	豆魚蛋肉類	蔬菜類	水果類	油脂與堅果種子類	乳品類
測量單位	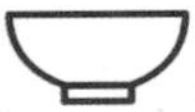	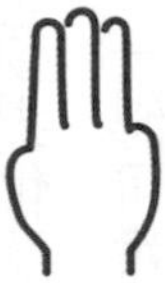		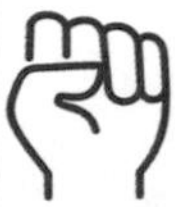	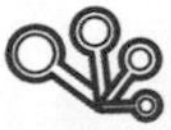	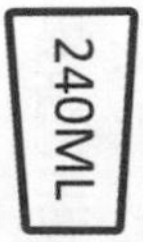

6. 油脂與堅果種子類

- 測量單位：茶匙
- 建議每日攝取量：油脂類三至七茶匙、堅果種子類一份
- 各堅果種子類計算「一份」的方式不太一樣，在此列出常見的堅果種子類供大家參考：瓜子、南瓜子與葵花子一湯匙為一份；各式花生仁十粒為一份；黑芝麻與白芝麻兩茶匙為一份；杏仁果與腰果五粒為一份；開心果與核桃兩粒為一份

各種類的動物油、植物油、堅果類如花生、芝麻、核桃、杏仁、南瓜子、腰果等，皆提供了豐富的脂質，提醒大家，在選用食用油時，應挑選合格且標示清楚的廠商，並遵守多種類的原則。

國民飲食指標

除了每日飲食指南外，衛生福利部也訂定了「國民飲食指標」，以淺顯易懂的文字說明基本的飲食原則，共有十二點，供大家參考：

1. 飲食指南作依據，均衡飲食六類足
2. 健康體重要確保，熱量攝取應控管
3. 維持健康多活動，每日至少三十分
4. 全穀雜糧當主食，營養升級質更優
5. 少葷多素少精緻，新鮮粗食少加工
6. 當季在地好食材，多樣選食保健康
7. 購買點餐不過量，份量適中不浪費
8. 含糖飲料應避免，多喝開水更健康
9. 太鹹不吃少醃漬，低脂少炸少沾醬
10. 母乳營養價值高，餵哺至少六個月
11. 每日飲酒不過量，懷孕絕對不喝酒
12. 來源標示要注意，衛生安全才能吃

到了中老年，怎麼吃得更健康？

自一九九三年起，臺灣六十五歲以上之老年人口比率已超過百分之七，成為聯合國世界衛生組織所定義的高齡化 (ageing) 社會，二〇一八年三月，此比率已超過百分之十四， 正式進入高齡 (aged) 社會。行政院國家發展委員會預估，於二〇二六年，老年人口的比例將再超過百分之二十，成為超高齡 (super-aged) 社會，到了二〇六五年，每十人中約會有四位是六十五歲以上老年人口，而此四位中，便會有一位是八十五歲以上之超高齡老人，因此，政府也因應高齡化的趨勢，持續推出特別為中老年民眾設定的飲食建議。

二〇〇八年，當時的臺中縣政府衛生局，發行了一份「中老年人均衡飲食金字塔建議圖」，讓中老年人在日常飲食的選擇上，更有遵循的依據。雖然近年來，政府單位陸續推出了更詳細的分類方式，但對於中老年人來說卻過於複雜、不易遵循，因此本書還是以這份建議為基礎，補充中老年人應注意的營養與飲

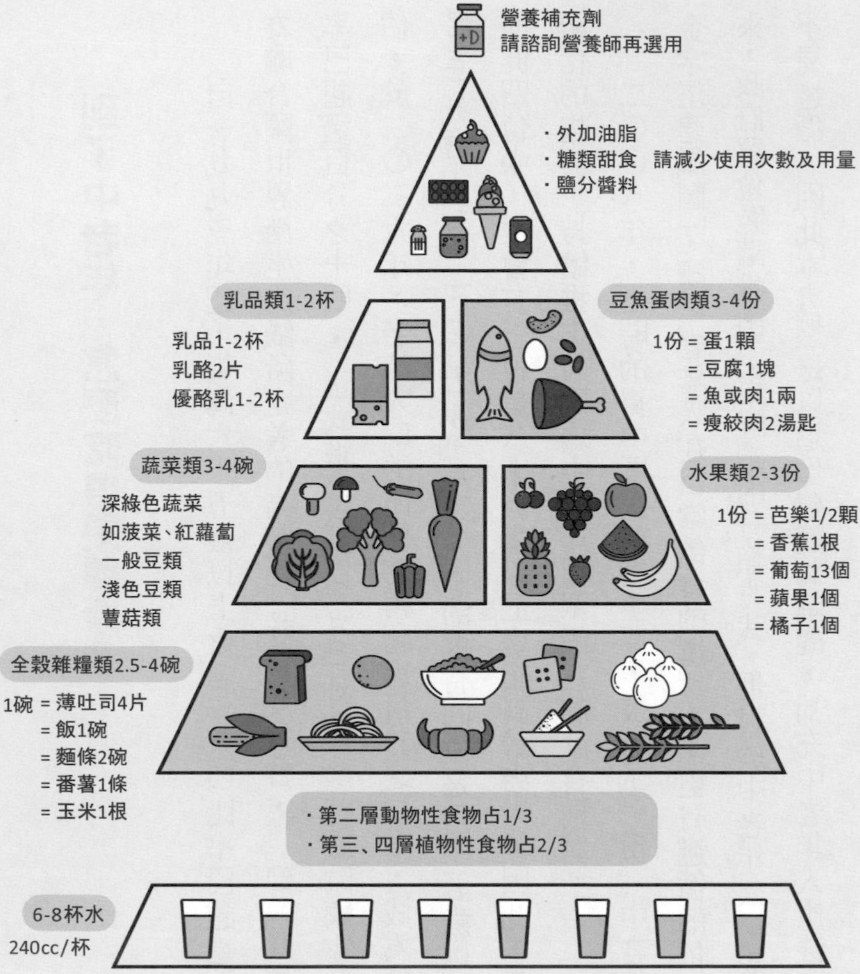

資料來源：臺中縣政府衛生局(2008年)

▲ 圖 3-2　中老年人均衡飲食金字塔建議圖

食方式。

以下根據中老年人均衡飲食金字塔，列出十項飲食須注意的事項，可幫助中老年人建立良好的飲食習慣，使營養的攝取更全面。

1. 補充營養品，務必遵循專業意見

視自身的健康狀況，依醫師或營養師的建議，選擇適合自己的營養補充品，切記勿自行購買來路不明或標示不清的商品，也不要食用過量，以免發生副作用反而傷身。並建議老年人可在諮詢過醫師或營養師後，選擇適合自己身體狀況的維生素B群來補充，維生素B群和心血管疾病、腎臟病、腦部功能、記憶力、體力或神經功能皆有密切的相關性。

2. 少油、少鹽、少糖、少醬

烹調食物時，盡量以少油、少鹽、少糖為原則，避免使用過多醬料，或攝取過多甜食，以免攝取過多的鈉及糖而發生高血壓、心血管疾病或糖尿病。

3. 清淡飲食更健康

在老年人的飲食型態中，應減少高鹽、油膩、高糖及辛辣的食物，以避免老年人發生高血壓、糖尿病等其他慢性病，也建議盡量選擇天然食物，罐頭、速食麵等加工品應盡量減少，這些食物容易造成老年人口乾舌燥、火氣大等症狀，少吃為宜。

4. 全穀雜糧類，應避免高油高糖食物

全穀雜糧類食物中含有的醣類，能提供身體足夠的能量，為了預防便秘及發生腸胃道疾病，中老年人應盡量多攝取全穀類，例如糙米、胚芽米、燕麥片、薏仁；少吃高油高糖的食物，例如油飯、蔥油餅、烘焙食品或速食。

5. 飲食種類多樣化

老年人可運用多種類的食物，增加營養素攝取的豐富性。例如主食類包括米飯、麵、饅頭、吐司、水餃及稀飯等，不須三餐都吃米飯，早餐可吃吐司、

饅頭或稀飯；午餐吃麵或米飯；晚餐吃水餃等，來增加菜色的變化，同時可獲取多樣的營養素。

6. 少食用「垃圾食物」

垃圾食物是指熱量很高，但營養素含量極少的食物，例如糖果、精緻甜點等，這些食物皆含高油、高糖及高熱量，攝取過多除了容易造成身體負擔，也可能會增加老年人罹患糖尿病、高血壓或其他慢性病的風險。

7. 豆製品取代動物脂肪

牛肉、豬肉、羊肉等動物性食物脂肪含量較高，老年人的消化功能較差，若攝取過多脂肪，身體會因為無法分解過多脂肪而造成脂肪囤積。若以豆腐、豆漿、豆乾等豆製品來取代肉類，除了可使老年人攝取到足夠的蛋白質之外，還能減少老年人消化上的負擔。

8. 喝水最好在白天，少喝含咖啡因與含糖飲料

喝水有助於身體的新陳代謝，飲料不能取代水分，建議應多喝白開水，少喝含糖飲料。老年人水分的飲用時間，最好是在上午或下午，夜間應避免攝取過多水分，以免在就寢時半夜需起床上廁所，影響睡眠品質。另外，由於老年人較易失眠，因此應避免咖啡、茶、可樂等含有咖啡因的飲料，多喝水最健康。

9. 注意飲食衛生，隔餐勿食

老年人免疫功能較差，若不小心吃到被汙染的食物，就有可能引起身體極大的傷害。老年人的餐點應力求製備時的清潔與衛生，若沒有食用完，也應冷藏起來，並盡量在二十四小時內食用完畢，以免過度滋生大腸桿菌。此外，有些老年人為避免浪費，習慣將沒吃完的食物一再加熱，這樣的作法除了會使食物中的營養素流失之外，食物也很可能在重複加熱的過程中產生致癌物質，吃多了有害健康。

10. 注意食物的質地

老年人常有咀嚼、吞嚥或消化功能不好的困擾，若吃了較硬或纖維質較多的食材，常常會因為無法完全咀嚼或消化而影響營養吸收。目前，臺灣的醫療院所，多半建議老年人以軟質、泥狀、半流質及剁成細碎狀的食物型態進食，以避免發生吞嚥困難或嗆咳的狀況。

軟質食物例如稀飯、麵線、煮得較軟的麵條、蒸蛋、豆腐，較嫩的蔬菜、水果例如絲瓜、蒲瓜、冬瓜、香蕉、木瓜、奇異果、火龍果等。剁成細碎狀的食物有絞肉、切碎的菜葉等，只要是將較軟的食材切碎後，大致上皆可提供給有吞嚥困難問題的老年人食用。另外，也可將切碎的食物加入果汁、菜湯、豆漿等液體食材，用果汁機調理過後，製備成半流質或泥狀的食物，以利於吞嚥，也能增加老年人營養素的攝取量，例如馬鈴薯泥、燕麥牛奶粥、蔬菜泥等即是相當不錯的選擇。有些老年人對於半流質或泥狀食物，在心理上會產生些微的排斥，此時，建議可利用市售的食物模具及模型，調整食物的形狀及外觀，以提高老年人的接受度及食慾。

特別須注意的是，有吞嚥困難問題的老年人，在飲用水、果汁、牛奶、豆漿等液體食物時，可能會因為液體移動過快，導致部分液體誤入氣管而引起嗆咳現象，此時便可考慮使用「食物增稠劑」，依照不同產品的使用建議及個人需求，將液體食物的質地調整成布丁狀或蜂蜜狀等，也是維護老年人進食安全性的方法之一。

• 善用「食物增稠劑」！

食物增稠劑是一種無味的食品添加物，可加入流質的食物或飲料

▼ 表 3-2　食物增稠劑的使用方式

<table>
<tr><th>稠度
每 100 毫升食物</th><th>花蜜狀（漿狀）</th><th>蜂蜜狀（膏狀）</th><th>布丁狀</th></tr>
<tr><td>開水、茶、菜湯、清肉湯</td><td rowspan="3">一　匙</td><td rowspan="3">一又二分之一匙</td><td rowspan="3">二　匙</td></tr>
<tr><td>柳丁汁、葡萄汁、果菜汁</td></tr>
<tr><td>養樂多</td></tr>
<tr><td>牛奶、營養品、豆漿</td><td>一　匙</td><td>二　匙</td><td>二又三分之一匙</td></tr>
<tr><td>優酪乳、糙米漿、番茄汁、紅豆湯、綠豆湯</td><td>–</td><td>三分之二匙</td><td>一　匙</td></tr>
</table>

資料來源：益富營養中心。http://webserver.enutrition.com.tw/enu/page?module=order&fp=nu_products01_n1.htm

中，將食物的質地改為黏稠狀，讓它們更潤滑順口，以降低老年人吞嚥困難或嗆到的機率。由於食物增稠劑本身沒有任何味道，因此不會影響食物本身的風味。目前市面上已有許多營養食品廠商推出各種食物增稠劑，老年人可依自己的需求使用，以方便進食及獲得各種營養素。由於不同品牌的食物增稠劑有不同的使用方法，以下列出某一市售廠牌的使用方法作為範例，大家應根據自己購買的品牌，詳讀說明後再使用。

中老年健康菜色推薦

為了讓中老年人有豐富且均衡的營養素攝取，以下介紹幾道非常適合的菜色，大家可以在日常的飲食生活中交替運用，增加菜色的豐富及多樣性。

▼ 表 3-3 中老年健康菜色食譜

菜 名	材 料	作 法
牛奶茶碗蒸	1. 雞胸肉 20 公克 2. 小蝦子 2 隻 3. 醬油少許 4. 蛋 1/2 顆 5. 綠花椰菜 20 公克 6. 牛奶 3/4 杯 7. 鹽少許	1. 雞胸肉切小丁，綠花椰菜切成碎泥狀，小蝦子清理乾淨後切小丁 2. 將蛋打散後，加入所有材料拌勻，以蒸籠蒸 15 分鐘（蓋子不要緊閉）後，即可食用
煮南瓜	1. 南瓜 85 公克 2. 水適量 3. 砂糖 1 大匙 4. 鹽、醬油少許	1. 將南瓜洗淨，帶皮切成 4–5 公分的小方塊 2. 在鍋子中加入南瓜，加入適量水（蓋過南瓜即可）、糖、醬油、鹽，一起加蓋悶煮至南瓜軟了即可起鍋
草莓奶酪	1. 低脂鮮奶 240 毫升 2. 砂糖 5 公克 3. 吉利丁粉 2 公克 4. 草莓醬 3 公克	1. 鮮奶中加入吉利丁粉及砂糖，先以小火加熱至溶解 2. 放入小杯或模具中，放涼或冷藏至凝固 3. 食用時依個人口味淋上草莓醬即可
絲瓜麵線	1. 乾麵線 40 公克 2. 絲瓜 50 公克 3. 紅蘿蔔及木耳各 10 公克 4. 蛋 1 顆	1. 將絲瓜去皮，切成小塊；紅蘿蔔及木耳切成小段 2. 燒一鍋水，先加入絲瓜、紅蘿蔔及木耳略煮，等到絲瓜變軟後，加入麵線續煮 3. 起鍋前打入 1 顆蛋即可

菜　名	材　料	作　法
炒蔬總匯	1. 高麗菜 50 公克 2. 紅蘿蔔 10 公克 3. 豆芽菜 20 公克 4. 金針菇 20 公克 5. 油、鹽少許 6. 水少許	1. 將所有蔬菜切成小塊、小段或絲狀 2. 在鍋中加入少許油，放入蔬菜稍加拌炒 3. 加入少許水，加蓋悶煮片刻 4. 蔬菜皆軟了之後加入適量鹽，即可起鍋
鮭魚燒	1. 鮭魚 50 公克 2. 太白粉、糖、醬油、油、水適量 3. 檸檬汁 1 大匙	1. 將鮭魚洗淨後，以醬油、太白粉醃漬約 15 分鐘 2. 在鍋中放入油及鮭魚，將鮭魚兩面煎上色 3. 在鍋中放入水及適量的糖，加蓋悶煮至鮭魚熟透 4. 起鍋後淋上檸檬汁即可食用
營養三明治	1. 切邊吐司 4 片 2. 火腿 1 片 3. 小黃瓜 1/6 根 4. 蛋 1 顆 5. 洋蔥 1 又 1/2 大匙 6. 美乃滋適量	1. 火腿及小黃瓜切成碎末 2. 將蛋煮熟，剝開蛋殼後將蛋切成碎末 3. 洋蔥稍用熱水燙過，同樣切成碎末放涼備用 4. 取 2 片吐司，其中 1 片塗上適量美乃滋，放上火腿及小黃瓜末，再蓋上另 1 片 5. 取另外 2 片吐司，其中 1 片塗上適量美乃滋，放上雞蛋及洋蔥末，再蓋上另 1 片 6. 將 2 種三明治疊起來，對角切成三角形狀，即可食用

菜名	材料	作法
香菇 滑蛋粥	1. 米飯 1 碗 2. 水適量（依粥的濃稠度而定） 3. 濕香菇 20 公克 4. 蛋 1 顆 5. 白蘿蔔 20 公克 6. 紅蘿蔔 20 公克	1. 將濕香菇、白蘿蔔、紅蘿蔔洗淨，皆切成小丁 2. 米飯加入上述食材及適量水，加蓋悶煮至米飯糊化成粥，打入蛋花 3. 依個人口味加入適量鹽或醬油即可起鍋
芝麻 布丁	1. 白芝麻粉 2 大匙 2. 砂糖 2 小匙 3. 黑糖 2 大匙 4. 水 5. 牛奶 1/3 杯 6. 洋菜粉 3 公克	1. 先以適量水加熱，加入洋菜粉攪拌均勻 2. 加入白芝麻粉、砂糖及牛奶，攪拌均勻後放入杯子或布丁模型中，置入冰箱冷藏 3. 將黑糖加入適量水煮成糖漿放涼備用 4. 待布丁凝固後，取出倒入盤子，淋上黑糖漿後即可食用
馬鈴薯 味噌湯	1. 馬鈴薯 1/3 個 2. 蔥適量 3. 味噌 1 大匙 4. 水適量	1. 將馬鈴薯洗淨、去皮後，切成小丁 2. 蔥切成小珠狀 3. 在鍋中放入馬鈴薯及適量水（蓋過馬鈴薯即可），加蓋悶煮至馬鈴薯變軟 4. 加入味噌，攪拌均勻後再加熱一下即可食用

地中海式飲食

地中海式飲食(Mediterranean Diet)是指希臘、巴勒斯坦、黎巴嫩、西班牙、葡萄牙、義大利南部的傳統飲食模式。美國明尼蘇達大學公共健康學院的安塞爾・吉斯(Ancel Keys)教授發現，地中海區域如希臘、義大利的居民，是心血管疾病發病率最低的地區之一。推測可能是因為當地居民在烹調食物時，皆使用大量的橄欖油，橄欖油含較少的飽和脂肪酸、膽固醇及較多的單元不飽和脂肪酸，因此該地居民的膽固醇濃度皆不高，較少罹患心血管疾病，這種飲食型態後來被營養學家命名為「地中海式飲食」。這種飲食的主要特點包括：

1. 少紅肉、多白肉

少吃紅肉如牛、豬、羊，多吃白肉，特別是富含魚油EPA、DHA的深海魚類如鮭魚、鱈魚、秋刀魚等，能減少身體的壞膽固醇(LDL)濃度，提高好膽固醇（HDL）的濃度，降低身體中的發炎或細胞老化現象。也有研究證實，多食用深海魚類的魚油可降低罹患失智症的風險。

2. 大量攝取多樣新鮮全穀類、豆類、蔬菜水果

蔬果、豆類、全穀類等高纖食品，能促進腸道蠕動、預防動脈硬化，特別是番茄、蒜頭、洋蔥等食物，含有豐富的維生素A、C、E及植物性化學物質（如多酚類、茄紅素、蒜素等），是相當好的抗氧化及抗老化食物。

3. 使用橄欖油來烹調食物，食用適量堅果類

橄欖油、堅果類如腰果、松子、杏仁、核桃等，皆含有豐富的不飽和脂肪酸，可降低血液中脂肪的濃度，減少血管硬化和動脈栓塞的機率。

4. 可適量飲用紅酒

5. 少吃加工製品及糖

常吃加工製品，尤其是加工的肉類如香腸、臘肉或培根，對健康相當不好，食用過多的糖更會加速身體老化。研究顯示，當人體攝取過多的糖分時，身體會進入高血糖狀態，高血糖會改變人體的蛋白質結構，讓脂肪酸增加，使體質酸化，此時身體細胞會進行「糖化作用」。糖化作用會產生「高度糖化終產物」與細胞結合，產生大量自由基破壞細胞、削減細胞再生能力、侵襲肌肉和器官，甚至可能導致基因突變，不只將造成細胞提早老化，還會使得細胞無法修補、器官組織發生僵硬、心臟和血管無法保有彈性，不能正常運作，導致血脂、膽固醇過高，逐漸發生慢性病，甚至癌症的發生。美國心臟協會(American Heart Association, AHA)建議，每天單純攝入的糖，女性最好不要超過二十公克，男性為三十六公克，兒童則為十二公克。

美國梅約醫學中心(Mayo Clinic)指出，遵循地中海式飲食型態的人，能夠更長壽，且罹患慢性疾病的比例更低。二〇一〇年有篇研究論文，分析一群以地中海式飲食為主要飲食型態的人的身體狀況，也發現這群人的身體健康狀況優於一般人，包括：

- **總死亡率降低約百分之八**
- **心血管疾病的發病率或死亡率降低約百分之十**
- **癌症的發病率或死亡率降低約百分之六**
- **帕金森氏症及阿茲海默症的發生率降低約百分之十三**

顯示地中海式飲食對於延緩老化，及預防慢性病或癌症的發生確實是有正面助益。

自由基

老化是眾多因素綜合演變的結果，無法用單一理論加以解釋，不同組織、器官老化的形式及速度也不同，因此有各種從不同方面探討生物體老化的理論，包括耗損理論、自由基理論、分子交叉鍵結理論、免疫理論、基因理論及神經內分泌理論。

其中與飲食型態相關性較高的為自由基理論，由美國的德翰・哈曼 (Denham Harman) 博士在 1950 年代提出，主張當身體細胞在使用氧氣時，會產生許多對身體有很強破壞力的「自由基」。這些自由基會造成遺傳基因 DNA 的突變，加速細胞的老化，且自由基的數量越來越多，細胞、各個器官組織等都會受到破壞。目前的醫學研究已經證實，癌症、高血壓、糖尿病、心血管疾病、帕金森氏症、阿茲海默症等疾病，皆與體內過多的自由基有關，當細胞及 DNA 被自由基破壞到一定程度，就會產生器官病變，並加速衰老的速度。

得舒飲食

得舒飲食（DASH Diet）是美國國家衛生研究院（National Institutes of Health, NIH）一項大型臨床研究的簡稱，研究原名是「Dietary Approaches to Stop Hypertension」。研究發現得舒飲食不但可以降血壓、降血脂肪，減低心血管疾病的風險，更有利於維持骨骼健康、提高免疫力，以及延緩細胞氧化或老化的速度。

得舒飲食的特色為講求飲食中「礦物質的平衡」，例如鉀、鎂、鈣等礦物質，同時強調以高膳食纖維、低飽和脂肪、低膽固醇為主要飲食型態，建議可由以下的幾項要點來實踐：

1. 多選全穀類食物

一天三餐中，至少兩餐選用未經精製的全穀類，如糙米飯、胚芽米飯、地瓜、馬鈴薯等，未經精製的全穀類除了含有人體所需的維生素及礦物質，同時含有豐富的膳食纖維，可提高免疫力、降低腸道相關疾病及癌症的發生。

2. 天天五蔬菜、五水果

蔬菜水果攝取的原則為多樣化，因為每一種蔬菜水果都含有不同種類的營養素及植化素，為了達到均衡飲食的原則，必須盡量攝取多種類的蔬果，例如綠色、黃色、紅色、白色、黑色等蔬菜及香蕉、桃子、木瓜、蘋果、葡萄、奇異果等多種水果。

3. 多喝低脂乳

每天可攝取兩份低脂乳或乳製品，如低脂優格、低脂起司等。奶類及奶製品富含蛋白質及鈣質；蛋白質有助於合成抗體，可提高免疫能力，增加人體抗癌及抗老化的能力；鈣質有助於維持正常的心臟律動及肌肉收縮，對於提高肌肉活動力及體適能有很大的幫助。

4. 以白肉取代紅肉

和地中海式飲食相同，得舒飲食也建議在肉類的選擇上，盡量多以魚、雞等去皮白肉，取代豬、牛、羊等紅肉。白肉中含有豐富的多元不飽和脂肪酸，有助於防止血液栓塞、血液凝集等心血管的疾病。

5. 多吃堅果、用好油

若身體中累積太多不好的脂肪，除了易造成肥胖、糖尿病、高血壓、心血管疾病等慢性病之外，也會加速細胞功能衰退的速度，提早發生老化。學者建議，飲食中應盡量避免動物油，改攝取堅果類、芝麻或植物油中的不飽和脂肪酸及維生素E。此外，也應減少食鹽、雞湯塊等調味料的攝取，以降低高鹽分對於細胞功能的傷害。

麥得飲食

麥得飲食（MIND Diet）是以地中海式飲食及得舒飲食為基礎所發展出來的，可說是兩種飲食型態的綜合體，近年來相當受到大眾的重視。麥得飲食與其他兩種飲食型態的最大差別，為麥得飲食特別強調需多攝取「延緩大腦老化或腦神經退化」的食材。研究顯示，實行麥得飲食可延緩腦細胞老化及腦神經退化的速度，維持大腦認知功能的正常。美國有一個研究，以平均年齡八一・四歲的九六〇名年長者為受試者，歷時近五年的研究發現，攝取麥得飲食可使大腦年輕七・五歲之多，並降低高達百分之三十五罹患阿茲海默症的風險。

在麥得飲食中，有十種對延緩大腦老化非常有幫助的食物，分別為：綠色葉菜類、其他顏色的蔬菜、堅果類、莓果類、豆類、全穀類、魚、家禽、橄欖油及紅酒。綠色葉菜類含有葉酸、維生素、類黃酮素、類胡蘿蔔素等，具有抗氧化、抑制發炎反應、清除體內毒素等作用。莓果類包括蔓越莓、藍莓、桑葚等，含有豐富的花青素，是非常強的抗氧化物質，具有延緩老化與癌化、改善認知功能、幫助記憶力及提升學習力的作用。魚類含有豐富的多元不飽和脂肪酸，可強化大腦中神經叢的密度，有助於延緩大腦老化的速度。

除了正面表列出應多攝取的十種健康食物，麥得飲食特別列出五種不健康食物，提醒大眾盡可能少吃為妙，分別為「紅肉」、「奶油與人造奶油」、「起司」、「糕餅與甜食」，以及「油炸食物或速食」。這些食物中皆含有大量的飽和脂肪、反式脂肪或是糖，容易造成大腦血腦障壁構造受損，加速認知功能及記憶力的退化。

以下列出實踐麥得飲食原則的具體作法：

1. 每天至少吃三份全穀類食物、三份綠色葉菜類蔬菜、三份其他種類蔬菜，如高麗菜、蒲瓜、芹菜等，加上一杯紅酒。

2. 一星期至少有兩餐吃雞肉和莓果類食物。

3. 一星期至少有一餐要攝取到魚類食物。

4. 點心類可盡量選擇堅果類及豆類，少吃高油高糖的蛋糕、餅乾等甜食。

5. 務必控制奶油、甜食、糕餅類食物、全脂起司、油炸食物或速食等食物的攝取量。以奶油來說，一天攝取量不宜超過一湯匙，其他如全脂起司、油炸食物或速食等，一星期不宜吃超過一份。

4

選擇正確的食物

4 選擇正確的食物

彩虹蔬果與植化素

蔬菜、水果之所以色彩豐富，是因為當中含有豐富的「植化素」。植化素又稱為「植物性化學物質」，除了讓蔬菜水果有豐富的色彩，也是植物用來保護自己、繁衍後代的特殊物質。有些植化素的顏色很鮮豔，會吸引蜜蜂或其他昆蟲接近以傳播花粉；有些植化素的味道很強烈，可幫忙驅除攻擊植物的動物；有些植化素則為植物的免疫系統，作用為幫忙植物抵抗細菌、病毒的侵襲。

近年許多研究發現，植物中的植化素不僅對植物本身有益處，對於攝取這些植物的人體也有正面助益，例如可提升人體的免疫能力、有助於抗癌。

不論是綠色、橘黃色、白色、紅色或是藍紫色蔬果中，皆含有豐富的植化素，目前研究已發現，植化素對於身體健康的維持有很大的幫助，作用包括：

1. 抗氧化作用

體內過多的自由基，是可能發生癌症的原因之一。

自由基是具有單數電子的分子或離子，因單數電子是一種不穩定狀態，因此它們會搶奪其他細胞的電子湊成雙數以達成穩定，當自由基在體內橫衝直撞搶奪電子時，就會破壞細胞的正常構造，造成細胞老化或癌化，因此，自由基可說是體內的「危險分子」。抗氧化作用就是利用抗氧化的物質，將體內的自由基中和掉，使自由基失去破壞能力，而能夠抗氧化的物質就稱為「抗氧化劑」。例如，食物中的維生素A、C、E及植化素例如類黃酮素、多酚類、花青素、兒茶素、槲皮素、胡蘿蔔素、茄紅素等，都是非常有力的抗氧化劑，對於預防癌症與減緩老化都有非常好的效果。舉例來說，綠茶中豐富的兒茶素，使一杯綠茶的抗氧化能力比一份花椰菜、一份菠菜及一份草莓都還來得高。

2. 抗腫瘤特性

部分植化素在人體內可發揮抗腫瘤的作用。

研究發現，芹菜素及白藜蘆醇，可阻斷腫瘤細胞複製的過程，抑制腫瘤細胞繼續生長；此外，芹菜素還可抑制某些活化致癌物質的酵素作用，使致癌物質無法被活化。目前科學界已將白藜蘆醇及芹菜素視為抗癌的明日之星，持續研究它們的功效。檸檬黃素則可減少雌激素的合成，具有減緩乳癌細胞生長的作用。又例如異黃酮素可降低罹患乳癌、子宮內膜癌及攝護腺癌的風險。黃豆是異黃酮素含量豐富的食物，日本因大量食用黃豆，被發現國內男性罹患攝護腺癌的機率，比美國男性低了將近五倍；女性罹患子宮內膜癌的風險則減少了一半以上。

3. 加速DNA的修復速度

DNA是身體中最重要的遺傳基因，當DNA發生突變或是結構異常時，可能造成細胞的癌化或是老化。類胡蘿蔔素具有很強的抗氧化功能，能夠降低自由基對於DNA的破壞，並幫助被破壞的DNA快速自我修復，使細胞癌化機會降低。鞣花酸除了可以延緩癌細胞的生長之外，也可促進身體內DNA的自我修復，對於皮膚癌、食道癌、肺癌、大腸癌等都有抑制效果。

4. 調節肝臟解毒酵素的活性

植化素中的異硫氰酸鹽，主要存在於十字花科植物中，例如甘藍菜、花椰菜、高麗菜、大白菜、芥藍菜等，含量都非常豐富。目前研究發現，異硫氰酸鹽能增加肝臟中解毒酵素的活性，使進入體內的致癌物質，能夠被解毒酵素轉換為毒性較低的物質，再進一步將它們排出體外，因而減少了致癌物質堆積在體內的機會。此外，也有研究發現異硫氰酸鹽能夠抑制腫瘤細胞分裂，因此能中斷腫瘤細胞的生長。蘿蔔硫素也是能夠增加肝臟解毒酵素活性的植化素，因此同樣有助於排除體內的致癌物質，降低細胞癌化的機會。

5. 增加免疫能力

近年來的研究皆證實，癌症的發生與免疫功能低下有關，因此，如何提升免疫能力就成為預防癌症相當重要的一環。植化素中的皂素、兒茶素、檸檬黃素等，都能增加身體的免疫能力，除了可以抗菌、抗病毒、抗感染之外，也可抵抗癌細胞的攻擊，讓初期癌細胞自然修復為正常細胞。

6. 抑制血管新生作用

癌症難以完全治癒，就是因為癌細胞會誘導腫瘤內新生血管的生成，讓癌細胞獲得充足的養分，若能抑制血管新生作用，阻斷癌細胞的養分供應，癌細胞就無法快速長大或是轉移。而植化素中的兒茶素，便是能夠有效抑制血管新生作用，減緩癌細胞的生長速度，並降低癌症轉移的機率的元素。

除了以上與預防癌症與抗老化有關的功用之外，植化素還有許多益處，包括抗發炎、改善大腦短期記憶功能、抑制血小板凝集、抗病毒、降低血糖、降低血脂質及血膽固醇、保護心臟、預防骨質疏鬆症、預防心血管疾病、預防動脈粥狀硬化、降低過敏反應、減緩氣喘發作症狀、預防尿道感染、預防胃潰瘍、減緩關節炎症狀、維護攝護腺健康、預防白內障、促進傷口癒合、保持血管通暢、維持黏膜組織的完整、保護視力、降低膽結石、降血壓等功用。

須特別注意的是，並不是同一種植化素就同時具備所有功用，想要獲得全面的健康，就必須廣泛地攝取各種顏色的蔬菜水果，才能均衡攝取到各種植化素，這就是「蔬果彩虹」的主要概念。

為了推廣正確的飲食觀念，臺灣癌症基金會推動「蔬果彩虹579」健康飲食運動，鼓勵民眾攝取足夠的份量外，還要搭配紅、橙、黃、綠、藍、紫、白多種顏色的蔬果，以攝取不同功效的植化素，有效預防癌症及文明病的發生，下表列出主要植化素與蔬果的功效。

▼ 表 4-1　蔬果色彩分類及健康價值表

色　彩	植化素	健康價值	蔬　菜	水　果
紅　色	茄紅素 β-胡蘿蔔素 類黃酮 花青素 前花青素 山奈酚 白藜蘆醇	降低癌症發生率 促進心臟健康 提升記憶力 促進尿道系統健康	甜　菜 紅色甜椒 大番茄 紅洋蔥	草　莓 紅櫻桃 紅色西洋梨 紅色蘋果 紅　橙 紅葡萄柚 蔓越莓 小番茄 紅色西瓜
橙　色 黃　色	山奈酚 柚皮素 β-胡蘿蔔素 薑黃素 槲皮素 異黃酮素 阿魏酸 檸檬烯	抗氧化 提升免疫力 保護眼睛	胡蘿蔔 黃色甜椒 薑	柑橘類（含橘子、柳橙等） 哈密瓜 葡萄柚 黃檸檬 鳳　梨 木　瓜 金色奇異果 芒　果
藍　色 紫　色 黑　色	花青素 前花青素 山奈酚 綠原酸 白藜蘆醇 阿魏酸	降低癌症發生率 促進尿道系統健康 提升記憶力 降低心血管疾病	紫色山藥 茄　子 黑木耳 紫色萵苣 香　菇 海　帶 紫　蘇	黑　莓 藍　莓 葡　萄 李　子 葡萄乾 桑　椹

色　彩	植化素	健康價值	蔬　菜	水　果
綠　色	芹菜素 芸香素 綠原酸 β-麥胚固醇 α-硫辛酸 槲皮素 蘿蔔硫素	降低癌症發生率 促進視覺健康 強健骨骼及牙齒	蘆　筍 綠花椰菜 青江菜 四季豆 芹　菜 菠　菜 蔥 秋　葵 扁　豆 青　椒 碗　豆 甘藍菜 地瓜葉	酪　梨 綠色蘋果 奇異果 綠色葡萄 綠色西洋梨
白　色	二丙烯基硫化物 山奈酚 大蒜烯 大蒜素 吲　哚	降低癌症發生率 促進心臟健康 調節膽固醇 抗發炎	白蘿蔔 韭　黃 洋　蔥 高麗菜 竹　筍 冬　瓜 白色花椰菜 大　蒜 大白菜	香　蕉 梨　子 甜　桃

資料來源：財團法人臺灣癌症基金會

正確清洗蔬果

大家現在都是用什麼清洗蔬菜水果？是醋、鹽、小蘇打粉還是一般的水呢？

以「流動的清水」清洗蔬果，仍是目前去除農藥最理想的方式。

臺大農業化學系教授顏瑞泓，在《正確洗菜，擺脫農藥陰影》一書中，曾以鹽水、小蘇打水及醋水清洗蔬果，與流動的清水比較，結果顯示去除農藥的效果不一定會比流動的清水好，因此建議大家以流動的清水清洗即可。而清洗方式，以下節錄衛生福利部食品藥物管理署的建議，供大家參考：

1. 包葉菜類：去除外葉後，再撥單片以流動清水沖洗。
2. 果蒂凹陷類：先切除果蒂，再以流動清水沖洗。
3. 須削皮或剝皮類：先以流動清水沖洗後再削皮。
4. 瓜果菜類：由於此類蔬果大多是連皮食用，例如小黃瓜、番茄、苦瓜等，因此需以軟毛刷先輕輕刷洗果皮，再以清水沖洗。
5. 小葉菜類：先以流動清水沖洗根部及莖部，葉子部分則建議在水盆中將葉子展開，輕輕以清水沖洗。

花草茶

花草茶起源於歐洲，人類使用花草茶的歷史相當悠久，早在古希臘時代，西方醫學之父希波克拉底(Hippocrates)就已經在處方中寫到「飲用藥草煮出來的汁液」，表示在當時，西方就已經將花草茶列為正式的治療方式。而在中國，明朝李時珍所撰寫的《本草綱目》，也已提到類似花草茶的應用方法：「花茶性微涼，味甘，入肝腎經，有平肝、潤肺養顏之功效」。約成書於中國秦漢時期的醫學典籍《神農本草經》中，也記載了三百六十五種草藥，並且把草藥分為「三品」：無毒的稱上品，毒性小的稱中品，毒性劇烈的稱下品。

在現代，都會女性為了追求時尚、美容等，掀起一股喝花草茶來美體養生的風潮，有些花草專家認為，飲用花草茶有放鬆情緒、助眠、降火氣、明目、排毒、養顏、調節內分泌等功效。以下列出對身體有保健功效，或是可改善癌症治療期間所發生不適症狀的各種花草。將花草煮成花草茶後，皆可搭配少量的**紅棗取代糖**，既天然又可增加花草茶的風味。

▼ 表 4-2　花草茶的功效

種　類	功　效
薰衣草	安定情緒、舒緩壓力、幫助睡眠
菩提子	安定神經、預防感冒、舒緩壓力、幫助入眠
洋甘菊	鎮靜安眠
桂　花	化痰、紓解氣喘跟咳嗽
茉莉花	清熱、鎮痛、紓解呼吸系統的症狀
玫瑰花	活血、提神
紫羅蘭	有助保養呼吸系統、改善咳嗽
迷迭香	減輕頭痛及頭暈、幫助入眠
香蜂草	緩解感冒及頭痛
洛神花	降火氣、消除疲勞
薄　荷	提神醒腦、消腸胃脹氣

資料來源：癌症全食物調養。楊美都、中國醫藥大學附設醫院臨床營養科合著。三采文化

中藥材的抗癌功效

中國古代的醫學文獻已有癌症及腫瘤的記載，只是所用的名稱與現代醫學不同，如「噎嗝」類似食道癌或是賁門癌；「瘀積」相當於腹腔腫瘤；「肺積」為肺癌；「失榮」類似於惡性淋巴癌；「乳岩」相當於乳癌或乳房腫瘤；「肉色痘」則相當於軟組織腫瘤等。

中醫的防癌觀念以「扶正培本」為主，意思是說，中藥材雖然不能直接殺死癌細胞，但是可以增加人體正氣，達到提高免疫能力、調節經絡、改善體質、調節五臟六腑的功效，進而達到抗腫瘤的目的，而中藥在使用上主要是以**各種藥材組合起來的複方為主**，每一種藥材的功用都不盡相同。

▼ 表 4-3　中藥材的功效

補血類	
藥材名稱	抗癌功效
當　歸	能誘導干擾素的產生，因此對腫瘤細胞的生長有抑制作用
何首烏	有很強的抗氧化能力，可清除自由基，增強免疫能力，降低細胞癌化的機會
滋陰類	
藥材名稱	抗癌功效
天門冬	有很強的抗氧化能力，可清除自由基，降低細胞癌化的機會
玉　竹	實驗發現玉竹是一種免疫增強劑，可提高免疫能力及免疫細胞的活性
百　合	可調節免疫功能
麥　冬	含有麥冬皂苷及麥冬多醣，具有抗氧化能力，並可提高免疫力，具有抗癌或防癌的作用
枸杞子	可增加免疫能力
助陽類	
藥材名稱	抗癌功效
冬蟲夏草	除了有提高免疫能力的功用之外，也可透過干擾癌細胞合成的機制，進而抑制癌細胞生長
杜　仲	可增加免疫能力
續　斷	可改善維生素 E 缺乏，因此具有防癌作用
淫羊藿	可調節免疫能力

補氣類	
藥材名稱	抗癌功效
人　參	含有人參皂苷成分，具有抑制癌細胞增殖及提升免疫力的作用
山　藥	含有微量元素鍺，可抑制癌細胞的轉移，並增強化療藥物的作用
白　朮	含有揮發油，可降低癌細胞的增殖，並減少癌細胞對正常細胞的侵犯。也可提升免疫能力，增加免疫細胞對癌細胞的吞噬能力
西洋參	含有人參皂苷成分，具有抑制癌細胞增殖及提升免疫力的作用
靈　芝	含有多醣類、三萜類及鍺成分，可增加人體中的抗體數量，提升免疫能力，幫助消滅癌細胞與病毒
黨　參	含有人參皂苷成分，具有抑制癌細胞增殖及提升免疫力的作用
黃　耆	含有黃耆多醣，能提高人體的免疫能力，促進癌細胞死亡
紅　棗	含有樺木酸及山楂酸，具有抑制癌細胞生長及增殖的作用
茯　苓	含有茯苓聚醣及茯苓酸，能增加免疫細胞的活性，有抗腫瘤的作用
黃　精	可提高免疫能力

資料來源：癌症全食物調養。楊美都、中國醫藥大學附設醫院臨床營養科合著。三采文化

藥膳食補的原理是什麼？

中國古代即有「藥食同源」一說。自殷商時代開始，便有《湯液經》記載了各種食物的烹調法與藥效，《呂氏春秋：本味篇》指出，薑是食物也是藥物，有發散風寒、宣通陽氣、溫胃止嘔等功效。到了漢代，藥膳食療的應用更進一步，《傷寒雜病論》中列入許多藥膳方劑，例如桂枝湯、百合雞子黃湯、當歸生薑羊肉湯、豬膚湯，一直到唐朝，現存最早的食療專著《食療本草》問世，藥膳的應用逐漸普遍。明朝《本草綱目》的出版，更是對藥膳食療學產生重大影響，書中介紹的穀、菜、果有三百多種；蟲、介、禽、獸有四百多種，同時收集了大量的食療方法，例如烏骨雞、羊乳、山藥、大蒜、生薑、豬肝等，資料相當豐富。

藥膳是指將食物與藥物結合，經過烹調後製成菜餚、粥或湯品、藥酒等型式，有防治疾病、健壯身體的作用。妥善運用藥膳，一方面可為已經生病的患者提供充足的營養補充，加速疾病的康復；另一方面也可以增強身體的抵抗能力，補益身體，達到防止疾病發生的目的。

藥膳的內容主要包括食飲有養、食膳以療、辯證食治、食飲有節和食飲宜忌等五方面，以下加以簡介。

1. 食飲有養

主要在分析食物的性質及成分，對於人體可發揮何種作用。《神農本草經》中提到「療寒以熱藥，療熱以寒藥」，就是在說凡屬寒性或涼性的食物，可以發揮清熱瀉火或解毒的作用；而屬於熱性或溫性的食物，則可以發揮溫中除寒的作用。

2. 食膳以療

是指將食物經過烹調後，製成適當的型式，讓人食用後能發揮營養保健、養生或改善疾病的作用。藥膳的型式包括菜餚（例如蟲草鴨、荷葉粉蒸肉）、藥

▼ 表 4-4　常見水果的寒熱屬性

寒熱屬性	常見水果
寒涼性	西瓜、楊桃、香蕉、草莓、香瓜、柿子、柚子、李子、枇杷、梨子、奇異果、葡萄柚、桑椹、蕃茄
平和性	梅子、鳳梨、芒果、葡萄、椰子、蘋果、檸檬、甘蔗、釋迦、加州李、菠蘿蜜、無花果、木瓜、棗子、柳橙
溫熱性	龍眼、杏仁、桃子、荔枝、櫻桃、橄欖、金棗、榴槤、蕃石榴

▼ 表 4-5　常見蔬菜及五穀類的寒熱屬性

寒熱屬性	常見蔬菜及五穀類
寒涼性	蘆薈、蘿蔔、蓮藕、筊白筍、海帶、紫菜、苦瓜、竹筍、豆腐、絲瓜、萵苣、菠菜、白菜、冬瓜、莧菜、茄子、芥菜、芹菜、芥藍菜、黃瓜、空心菜、紅鳳菜、油菜、包心白菜、荸薺、豆薯、甘薯菜、金針菜、黃豆芽、瓠子、枸杞葉、落葵、綠豆、薏苡仁、麵筋、麥粉
平和性	甘薯、蠶豆、木耳、洋菇、香菇、菱角、花生、玉米、胡蘿蔔、甘藍、馬鈴薯、豌豆、黑豆、黃豆、菜豆
溫熱性	南瓜、大蒜、韭菜、生薑、洋蔥、糯米、茼篙、芫荽、茴香、九層塔、蔥、辣椒、胡椒、芥末

飯（例如山藥糕、烏骨雞飯）、藥粥（例如人參粥、綠豆粥）、藥酒（例如當歸酒、益母草酒）、藥茶（例如西洋蔘茶、酸梅湯）及藥糖（例如枇杷糖）等。

3. 辯證食治

是指須針對每一個不同的個體或不同的疾病，辨別出主要的症狀，確立不同的治療方法後，再選擇適合的藥膳食用。

4. 食飲有節

是指若要維持身體健康，飲食必須定時、定量，並且須注意食品的衛生與安全。例如古代醫書中皆提及「穢飯、餒肉、臭魚食之皆傷人」、「飽食則臥，乃生百病」，就是在強調定時定量、食品衛生的重要性。

5. 食飲宜忌

要讓身體健康，除了要知道對身體有幫助的食物之外，也要懂得辨識食之有害的食物。飲食禁忌也是現代醫學很重視的一環。生病的患者，若戒掉與自己體質不符、對病情有害的食物，往往可加快復原速度；但若食用了不適當的食物，則有可能讓病情更嚴重。

藥膳的主要作用原理是在補充身體缺乏的營養素、提高身體的免疫機能、調節內分泌失調，進而提高五臟六腑的運作功能，加強對病毒及細菌的抵抗力，以達到保健養生、延緩老化及衰退的目的。以下以表格方式來介紹養生藥膳的作用原理。

▼ 表 4-6　養生藥膳的作用原理

藥膳效用專有名詞	藥　材	藥膳作用原理
發散表邪	生薑、桂枝、葛根、柴胡、薄荷、紫蘇葉	運用發汗散熱及鎮痛利尿作用，去除侵犯人體表面的病邪之氣，改善怕冷、發熱、身體疼痛等症狀
清泄裡熱	知母、竹葉、牡丹皮、金銀花	以抗菌解毒、消炎解熱、調節免疫功能、抗腫瘤的作用，改善溫熱腫痛、臟腑熾熱、外傷內癰等症狀
攻積潤下	蘆薈、火麻仁、郁李仁	運用藥膳對腸道黏膜的刺激，促進腸道的蠕動及利尿的作用，改善水腫腹脹、腸腑祕結等症狀
驅風除濕	五加皮、桑寄生、獨活	運用對腎上腺的興奮作用，以及鎮痛消炎的作用，改善肌肉筋骨、關節經絡間因濕邪而造成的疼痛及麻痺
利水滲濕	茯苓、車前子、冬瓜子	增加免疫力、抗腫瘤、抑制病毒、利尿、降血脂，以改善水腫、泌尿系統發炎、結石、黃疸、婦女白帶等症狀
壯陽補氣	杜仲、人參、西洋參、冬蟲夏草、鹿茸、海馬、甘草、巴戟天、黃耆、白朮	促進能量代謝、刺激腦下腺垂體、增加心肌收縮能力、提高免疫能力，以改善四肢無力、精神疲乏、生殖能力減退等症狀

藥膳效用專有名詞	藥　材	藥膳作用原理
滋陰補血	當歸、何首烏、黑芝麻、桑葚、女貞子、熟地、龍眼肉	增加紅血球製造功能、防止血管硬化、促進造血功能、防止心肌缺血損傷，改善臉色蒼白、頭昏眼花、腰痠背痛、筋骨疏鬆等症狀
溫裡散寒	肉桂、丁香、小茴香、大茴香、花椒	可強心、擴張血管、鬆弛平滑肌、促進消化液分泌、幫助消化、抗菌，以改善脾胃不適、食慾不振、嘔吐、下痢等症狀
消食導滯	山楂、麥芽、雞內金	促進腸胃蠕動、增加消化液分泌，改善消化不良、噁心反胃、胃酸過多、大便異常等症狀
活血祛瘀	桃仁、紅花、川芎	可擴張血管、促進血液循環、抗凝血、抑制血小板凝集，以改善跌打損傷、麻痺瘀腫、癰瘡潰瘍等症狀
化痰止喘	貝母、杏仁、白果、枇杷藥	藥膳中所含的皂苷及揮發性油，可擴張支氣管平滑肌、舒緩支氣管痙攣、增加冠狀動脈流量，以改善生痰過多、咳喘、食慾不振、驚厥等症狀
鎮靜安神	酸棗仁、遠志	可鎮靜中樞神經系統、促進血液循環，以改善肝氣鬱結、心智憂悶、心悸失眠、心神不寧、心脾虛弱等症狀
潛陽息風	天麻、決明子	以鎮靜、鎮痛、抗癲癇、抗驚厥的作用，改善頭痛、煩躁易怒、抽搐震顫等症狀

藥膳效用專有名詞	藥　材	藥膳作用原理
收斂固澀	五味子、蓮子、芡實、肉豆蔻	可降血壓、抗菌、鎮痛、鎮咳，以改善久病身體虛弱、久咳虛喘等症狀
調理氣機	陳皮、香附、佛手、烏藥	促進消化液分泌、增加心肌收縮能力、增加冠狀動脈流量、抗菌、抗腫瘤、調節血壓及血糖，以改善臟腑功能失調、情志鬱結、氣滯悶脹等症狀
芳香化濕	砂仁、草果、厚朴、草豆蔻	促進胃液分泌及刺激腸胃蠕動，改善脾胃功能失調的症狀

資料來源：中醫養生藥膳學。胡仲權著。華立圖書股份有限公司

養生藥膳推薦

從古至今流傳許多藥膳方劑，有的可能是來自醫學研究者研究而得，有的可能是來自生活中日常飲食的運用。藥膳對於調理氣血有很大的助益，而調理氣血是抗衰老非常重要的一環。因此，要保健養生、防癌、抗衰老，除了均衡的營養、規律的運動之外，適量攝取養生藥膳也是方法之一。以下介紹十三道大家可在家裡自行製作的簡易藥膳，具有調理氣血、養生益壽、強健體魄、提升免疫力、延緩衰老的功效。

▼表 4-7　養生藥膳推薦食譜

藥膳名稱	效　用	材　料	製作方法
銀杏炒雞丁	補氣養血、益智、強身	1. 銀杏 20 顆 2. 蓮子 30 公克 3. 雞胸肉 200 公克 4. 適量香油、太白粉、蠔油	1. 雞胸肉切丁，加入香油 1 匙、太白粉 2 匙、醬油 2 匙、蠔油 1 匙，攪拌均勻 2. 熱油鍋，加入雞丁、銀杏及蓮子拌炒 3. 加入適量水加蓋悶熟，再翻炒一下即可起鍋
馬齒莧綠豆湯	清熱解毒、利尿除濕	1. 馬齒莧 120 公克 2. 綠豆 60 公克	1. 將馬齒莧及綠豆放入電鍋中，加水至 8 分滿 2. 以電鍋蒸煮至綠豆軟後，加入適量糖即可食用
白木耳粥	滋陰潤肺、益氣、補虛、強心	1. 白木耳 5 公克 2. 大棗 5 顆 3. 米 100 公克 4. 適量冰糖	將上述藥材及食材與米一同入鍋，小火煮成粥後，加入適量冰糖即可食用
靈芝蘋果瘦肉湯	補心、健脾、益氣	1. 靈芝 15 公克 2. 黃耆 15 公克 3. 龍眼肉 6 公克 4. 蘋果 2 個 5. 白木耳 10 公克 6. 紅棗 10 公克 7. 豬腱肉 300 公克	1. 豬腱肉切小塊，以沸水川燙去除血水 2. 將上述藥材與豬腱肉放入鍋中，加入適量水，以大火煮沸後再以小火慢燉 2 小時，即可食用

藥膳名稱	效　用	材　料	製作方法
竹參銀耳排骨湯	潤肺安神、滋陰補血、養顏	1. 玉竹 10 公克 2. 北沙參 6 克 3. 百合 6 克 4. 白木耳 15 克 5. 豬排骨 350 克	1. 排骨以沸水川燙備用 2. 將藥材與排骨放入鍋中，加入適量水 3. 以大火煮沸後再以小火慢燉兩小時，即可食用
神仙粥	溫陽補虛、益氣、強體	1. 山藥、芡實、韭菜各 30 公克 2. 米 100 公克	1. 先煮熟芡實，韭菜切細末，山藥切小丁 2. 與米一同入鍋，小火煮成粥後即可食用
豬油炒苦瓜	清熱、養肝、潤脾、補腎、提高免疫能力	1. 苦瓜 250 公克 2. 適量豬油、蔥、薑	1. 將苦瓜洗淨後去除雜質，切成絲 2. 放入豬油並熱鍋 3. 放入蔥、薑、苦瓜、適量鹽，拌炒至熟即可食用
蟲草蒸白鯧	補腎補氣、調理氣血	1. 冬蟲夏草 6 公克 2. 太子參 6 公克 3. 西洋參 6 公克 4. 白鯧魚 1 條 5. 適量薑絲、蔥、香菜	1. 將白鯧魚處理乾淨後，在白鯧魚上放入各藥材及適量薑絲、蔥 2. 入蒸籠蒸煮至熟，起鍋前灑上適量香菜即可食用
杞味茶	補肝、明目、補腎、生津延年	1. 枸杞子 20–30 公克 2. 五味子 10 公克	將上述藥材放入保溫瓶中，加入熱水泡悶約 6 小時，即可當茶飲用

藥膳名稱	效　用	材　料	製作方法
黨參黃耆燉雞	強身、延年益壽	1. 母雞 1 隻（約 1500 公克） 2. 黨參 50 公克 3. 黃耆 50 公克 4. 紅棗 10 公克 5. 適量米酒、薑	1. 將母雞洗淨去血水後，放入燉鍋內，加適量水 2. 加入上述藥材、薑片、米酒、少許鹽 3. 燉煮至雞肉熟爛入味即可食用
何首烏燉雞	延年益壽、使頭髮烏黑亮麗	1. 母雞 1 隻（約 1500 公克） 2. 何首烏 50 公克 3. 適量米酒	1. 將母雞洗淨去血水後，放入燉鍋內，加適量水 2. 加入何首烏、米酒、少許鹽 3. 燉煮至雞肉熟爛入味即可食用
龍眼洋參飲	養血、益氣	1. 龍眼肉 30 公克 2. 西洋參 6 公克 3. 白糖 3 公克	1. 將所有食材放入鍋中，加入少許水，以小火熬至濃稠狀即可 2. 可與適量熱水一起飲用
五元全雞	調理氣血、滋陰補血	1. 母雞 1 隻（約 1500 公克） 2. 桂圓、荔枝、大棗、蓮子肉、枸杞子各 15 公克、冰糖 30 公克 3. 適量米酒、蔥、薑	1. 將母雞洗淨去血水後，放入燉鍋內，加適量水 2. 加入上述藥材、薑片、蔥、米酒、少許鹽 3. 燉煮至雞肉熟爛入味即可食用

資料來源：

1. 膳食療養學：中醫實證的食物療法。沈慶法主編。李世滄校訂。李威寰校對。合記圖書出版社發行
2. 中醫養生藥膳學。胡仲權著。華立圖書股份有限公司

5

飲食之外的事

5 飲食之外的事

要維持身體健康、延緩細胞老化，達到延年益壽的目標，飲食是非常重要的關鍵，但還是必須搭配調整其他的生活型態，才能讓飲食抗癌抗老的效果更好。國內有學者將維持健康的法則稱為「三養」，包括營養、保養、修養，三者缺一不可。

運動到底有哪些好處呢？

運動好處多多。國內曾有統計數據指出，有百分之六十以上的人未達建議的規律運動量，有百分之二十五的成年人幾乎不運動，幾乎不運動的比例，又隨著年齡的增加而提高；也有研究發現，隨著身體活動量或運動強度的增加，總死亡率也會隨之降低，偏向靜態生活型態以及身體活動度較低的人，與有中度或重度身體活動度的人相比，死亡率高出約一・二至二倍。

對一般人而言，規律運動具有健身、防癌、抗老的效果；對於患有疾病的人而言，運動能提升體力、改善疲倦、促進代謝、舒緩疾病引起的不適及解除憂鬱的情緒等益處。

1. 提升免疫力

在了解運動與免疫力的關係之前，先了解一下身體中的免疫系統。

免疫力是指人體可辨別和排除外來物質，維持人體環境平衡與穩定的一種生理反應。具有免疫功能的器官就稱為免疫器官，例如骨髓、胸腺、淋巴結、脾臟、消化道的黏膜淋巴小結。參與免疫功能的細胞稱為免疫細胞，例如T細胞、B細胞、自然殺手細胞、巨噬細胞等，參與免疫調節作用的蛋白質則稱為免疫因子，例如腫瘤壞死因子、白介素、干擾素。

研究發現，適當的身體活動量，能活化身體中T細胞、B細胞及巨噬細胞的活性，進而提升身體的免疫功能，讓身體中不正常的細胞安定下來，減少細胞變異或癌化的機會，達到抗癌的目的。

除了可藉由運動提升免疫力之外，正常的睡眠也具有相當重要的功效。研究發現，睡眠不足會減少自然殺手細胞的數量，並會抑制抗體生成，使身體免疫力降低，所以充足的睡眠是非常重要的。睡前可聆聽柔和的音樂或喝杯熱牛奶放鬆心情及促進睡意，增加睡眠的氣氛，讓睡眠品質提升，也是提升免疫力、抗癌、抗老化的方法之一。

2. 降低心血管疾病的發病率及死亡率

研究發現，缺乏運動的人是罹患心血管疾病的高危險群，適度規律的身體活動可降低罹患心血管疾病的風險，並且與冠狀動脈硬化心臟病的發生率呈現負相關，因為運動有助於血壓的控制，可使收縮壓降低 10 mm Hg 左右。運動可以促進全身的血液循環、改善心肌的供氧狀況，使心肌獲得更多營養，而心肌及血管的彈性、心臟容量也會隨著血液循環變好而改善，達到預防心血管疾病及改善動脈硬化的效果。此外，運動還可擴張冠狀動脈、降低血小板在血管中的凝集現象，因此可預防血栓發生。

3. 預防及改善糖尿病

罹患糖尿病會因為身體抵抗力弱而產生許多併發症，且因為血糖太高，容易使身體細胞處於「糖化」狀態，提高細胞癌化或提早老化的機率，因此預防或改善糖尿病，相對地也是抗癌及抗老化的方法之一。

規律的運動可提高人體的免疫能力、增強體質、減少糖尿病併發症的發生，也可增加對感染性疾病的抵抗力。研究證實，運動不足會導致胰臟分泌的胰島素敏感性降低，使胰島素無法有效發揮降低血糖的作用。也有研究發現，經常運動的女性，罹患糖尿病的機率相對較低，且每周運動一次與每周運動五次相比，相對危險率從〇・七七降到〇・五八，每周由運動增加五百大卡的熱量消耗，糖尿病的危險率將可降低百分之六。

4. 改善骨質疏鬆

老年化社會的來臨，使骨質疏鬆症成為不可忽視的議題，年長者尤須注意，因為骨質疏鬆症會影響年長者生活自理及活動的能力，對於老年生活品質會有很大的影響，藉由規律運動改善骨質疏鬆症的原因有：

- 增加肌力及肌肉耐力、刺激骨骼細胞的新陳代謝作用、促進骨骼形成和骨骼重建，並增加骨骼組織的彈性
- 促進肌肉收縮、提高肌肉的協調性、促進骨骼周圍組織的血液循環，因此有助於延緩骨質的流失，並刺激新生骨骼細胞的生成
- 使內分泌正常，例如可增加前列腺荷爾蒙及其他性荷爾蒙的釋放，這些荷爾蒙可保護骨細胞，減緩骨細胞被破壞的速度

5. 控制體重

肥胖為萬病之源，癌症、慢性病甚至提早老化的發生皆與肥胖息息相關，

因此控制體重、避免肥胖為抗癌及抗老的第一道防線。運動可增加熱量的消耗，這是因為運動可使體內荷爾蒙分泌量增加，進而加強了脂肪組織的分解作用。運動也可提升人體的基礎代謝率，提高身體脂肪組織的氧化及分解，同時也可使體脂百分比下降，除了有助於維持健康、避免癌症及慢性病的發生之外，也可維持勻稱的體態，讓你的學生在路上遇到你，誤以為你是他的國中同學。

除了常聽到的有氧運動，其他種運動有哪些呢？

運動有多種不同的種類，依不同目的及個人生理狀況選擇適當的運動，對維持身體健康及延緩老化是非常重要的一環。

1. 有氧運動

通常是指動作較慢、有固定節奏性、較不需爆發力、可延續三十分鐘以上的運動，對於提升身體的體適能及免疫力有很大的幫助。有氧運動的主要目的是用來訓練心臟及肺臟的耐力，走路、游泳、瑜珈、太極拳、騎腳踏車、有氧舞蹈、元極舞等都是屬於常見的有氧運動。

2. 無氧運動

指動作較快、缺乏節奏性、較具爆發力的運動，啞鈴、短跑、多數的球類運動即屬於無氧運動。

3. 阻力運動

阻力運動一般又稱為肌力訓練，主要目的在增加身體的肌力及肌耐力。阻力運動對維持肌肉功能及預防骨質流失有非常好的效果。有研究指出，人體在過了四十歲之後，每年約會流失〇．一五公斤的肌肉量，若只做有氧運動，無法有效減緩肌肉的流失速度，若同時做肌力訓練，則可使肌肉流失速度變慢，即使年齡變老，也可以有基本的生活自理及行動能力。

4. 柔軟度及平衡運動

指在運動前暖身或是運動後緩和時，伸展將要活動或是已活動後的肌肉所做的柔軟操。對於年紀較大的人來說，平衡運動（例如在平衡木上行走）是非常重要的，除了可提高肢體的協調能力之外，也可減少年長者走路不穩引起跌倒的風險。

以下列出從事各類運動所消耗的熱量表，與有益年長者的運動類型供選擇適合自己的運動型態。

▼表 5-1　各類運動消耗熱量表

	消耗熱量（大卡／公斤體重／小時）	運動 30 分鐘所消耗的熱量 單位：大卡			
體重 運動項目		40 公斤	50 公斤	60 公斤	70 公斤
走　路					
慢走（4 公里/小時）	3.5	70	87.5	105	122.5
快走、健走（6 公里/小時）	5.5	110	137.5	165	192.5
爬樓梯					
下樓梯	3.2	64	80	96	112
上樓梯	8.4	168	210	252	294
跑　步					
慢跑（8 公里/小時）	8.2	164	205	246	287
快跑（12 公里/小時）	12.7	254	317.5	381	444.5
快跑（16 公里/小時）	16.8	336	420	504	588
騎腳踏車					

騎腳踏車（一般速度，10公里/小時）	4	80	100	120	140
騎腳踏車（快，20 公里/小時）	8.4	168	210	252	294
騎腳踏車（很快，30公里/小時）	12.6	252	315	378	441
家　事					
拖　地	3.7	74	92.5	111	129.5
園　藝	4.2	84	105	126	147
工　作					
使用工具製造或修理（如水電工）	5.3	106	132.5	159	185.5
耕種、牧場、漁業、林業	7.4	148	185	222	259
搬運重物	8.4	168	210	252	294
其他運動					
飛　盤	3.2	64	80	96	112
排　球	3.6	72	90	108	126
保齡球	3.6	72	90	108	126

乒乓球	4.2	84	105	126	147
瑜　珈	3	60	75	90	105
跳舞（慢）、元極舞	3.1	62	77.5	93	108.5
跳舞（快）、國際標準舞	5.3	106	132.5	159	185.5
太極拳	4.2	84	105	126	147
棒壘球	4.7	94	117.5	141	164.5
高爾夫	5	100	125	150	175
溜直排輪	5.1	102	127.5	153	178.5
羽毛球	5.1	102	127.5	153	178.5
游泳（慢）	6.3	126	157.5	189	220.5
游泳（較快）	10	200	250	300	350
籃球（半場）	6.3	126	157.5	189	220.5
籃球（全場）	8.3	166	207.5	249	290.5
有氧舞蹈	6.8	136	170	204	238
網　球	6.6	132	165	198	231
足　球	7.7	154	192.5	231	269.5
跳繩（慢）	8.4	168	210	252	294
跳繩（快）	12.6	252	315	378	441

資料來源：衛生福利部國民健康署。http://www.hpa.gov.tw/BHPNet/Web/HealthTopic/TopicArticle.aspx?No=201409250001&parentid=201405260002

建立正確的運動觀念

隨著運動強身概念的加強，大家都想知道：究竟怎樣的運動才有抗癌或抗老化效果？每天要花多少時間運動？運動到什麼程度才夠？事實上，大家應該將運動視為日常生活的一部分，和吃飯一樣，讓運動成為每天都會做的事，因此不需要用過多的標準去衡量「什麼才是足夠的運動量」。將運動融入生活中，從日常生活中提升運動量，才是真正落實運動養生。方法包括：

- **增加步行時間，例如提早一站下公車、飯後百步走等**
- **盡量不搭電梯，改爬樓梯**
- **在家看電視時，不要只是坐在沙發上。可以一邊看電視一邊伸伸手、伸伸腿、拉拉筋等**

▼ 表 5-2　有益年長者的運動類型及功用

老化徵兆	運動類型	運動時間	運動頻率	舉　例
心肺功能降低	有氧運動，有助於提高心肺功能，防止心血管疾病	每次 30 分鐘以上	每周 3 至 4 次	太極拳、外丹功、元極舞
肌力降低	肌力運動，以增加心肌、手及腿部的肌肉力量為主要目的	每次 15 至 20 分鐘左右	每周 4 至 6 次	以手推牆、以手拿寶特瓶上舉、腿部弓步淺蹲
關節疼痛	伸展運動，有助於幫助關節的活動度	每項動作停留 10 秒左右	每次運動前後作 1 次	肩膀及手腕上抬、頭頸部左右轉伸展、腰部旋轉

以下列出運動時的注意事項，提醒大家在做運動前加以留意：

1. 身體狀況不好時不要勉強運動，例如重感冒、過度疲勞、身體已經受傷時，勉強運動容易發生運動傷害，太激烈的運動則容易使感冒的某些濾過性病毒誘發心肌炎。
2. 運動前**一定要先暖身**，運動完畢後要做緩和的體操，兩者各為五至十分鐘左右，以避免發生運動傷害。
3. 飯後兩小時內不要做激烈運動，用餐後身體內的血液為了消化食物，多集中在腸胃道系統，若勉強做激烈運動，則會使血液灌注到肌肉及關節上，影響食物的消化及吸收作用。
4. **高血壓及慢性病患者，盡量少做提重物、推重物或需閉氣用力的運動**，例如舉重、啞鈴等，因為這種運動較容易使血壓不穩定、增加心臟血管的負擔。

性格與生活步調會如何影響健康？

修養是指個人可有效地調整自我情緒及生活壓力。明朝的養生學家石天基，提出要擁有健康長壽的生活，就必須要有「六常存」及「三樂法」。

六常存包括常存安靜心、常存正覺心、常存歡喜心、常存良善心、常存和悅心、常存安樂心；三樂法包括自得其樂、知足常樂及助人為樂。臺灣聖嚴法師提出健康人生的處事四態度：「面對它，接受它，處理它，放下它」。這些說法皆顯示出正面、積極快樂的生活態度及人生觀，對於維持身體的健康具有不可忽視的作用及影響。現代中醫也認為，懂得管理自我情緒及抒發生活中的壓力，有助於疏通身體內的五臟六腑，常保健康，這些功夫都是所謂的「修養」。要真正做到有修養並不容易，只能盡量從生活中去實踐力行，除了能讓自己的人生更快樂之外，也能養生，一舉兩得。

1. 壓力過大對身體的危害

在這個充滿各種競爭的時代，人人都有各自的煩惱，各行各業都有自己的生活壓力，長期處於壓力過大的狀態時，就很容易發生「過勞」的現象。日本的上畑鐵之丞博士，長期研究生活壓力與過勞的關係之後，提出一個理論，請見表5-3：

▼ 表 5-3　生活壓力與過勞的關係

導致過勞的因素		
工作因素	**不良的生活習慣**	**精神壓力**
1. 工作時間過長 2. 工作量過重 3. 工作之餘沒有充分休息	1. 抽菸 2. 酗酒 3. 暴飲暴食 4. 缺乏運動 5. 睡眠品質不佳或長期睡眠不足 6. 營養不均衡 7. 飲食不知節制	1. 不知如何紓解壓力，導致生活中常充滿不安、緊張、憤怒及焦躁 2. 個性較為憂鬱、多愁善感、較易煩惱者
可能導致的疾病		
慢性病	**循環系統疾病**	**影響免疫力**
1. 高血壓 2. 糖尿病 3. 高血脂症 4. 動脈硬化 5. 消化道潰瘍 6. 甲狀腺機能亢進 7. 女性月經失調 8. 偏頭痛	1. 血管阻塞（心肌梗塞、腦梗塞、狹心症） 2. 血管破裂（腦溢血、蜘蛛網膜下腔出血、大動脈瘤破裂） 3. 急性心臟衰竭	1. 蕁麻疹、皮蛇等皮膚症狀 2. 癌症 3. 提早老化 4. 其他與免疫系統相關的疾病（例如紅斑性狼瘡、類風濕性關節炎、重症肌無力、多發性硬化症等）

2. A型性格

十九世紀末有學者提出，對工作有強烈狂熱、衝勁強的人，較容易罹患冠狀動脈心臟病，這種人格特質稱為「A型性格」。A型性格的行為模式包括要求及標準過高、凡事講求計畫、有強烈的自我控制感、生活步調快、容易緊張、無法放下工作輕鬆生活、否認失敗、否認疲勞、易被激怒、較不耐煩、好勝心強、對不熟悉的人事物敵意較強、喜歡同時做兩件事、不喜歡輸的感覺等。這類型的人生活節奏快、工作效率高，在工作上容易有良好的表現，但也常導致生活壓力過大、過勞而不自知，使體內荷爾蒙分泌失調，造成血壓增高、心跳加快、心肌需氧量增加、膽固醇上升、血脂肪代謝不良等症狀，因此成為心血管疾病的高危險群。

高度的生活壓力及時時繃緊的情緒常是許多現代文明病的元兇，也是造成細胞癌化或老化的原因。現代醫學的發達，的確大幅消除了各種疾病帶來的生理上的痛苦，但隨著文明越進步，也發展出許多因過勞、緊張、壓力大、易怒等情緒困擾造成的健康問題，因此，如何做好情緒及壓力的管理，也是養生極重要的環節。

結語

所謂保健養生，就是以各種健康的方法來加強人體的精力、生命力，並延緩生理現象的衰老。保健養生是一場耐力長跑，唯有在人生歷程中，常常重視自己的健康，才能到達健康長壽的終點站。

本書告訴大家如何透過正確的飲食及選擇適合的食材來防癌及抗老化，讀完本書後，從現在開始經由飲食來養生，還未太遲。大家可將書中所列舉的食材及飲食原則運用於日常生活中，讓自己能真正擁有強健的體魄。在保養方面，如何早期發現癌症、規律運動、運用養生藥膳，也可幫助身體調節生理機能，並加速生病的患者體力及病情的恢復。最後，放開心胸，紓解壓力，樂觀積極的人生態度，更是常保健康的不二法門。若能真正實踐此「三養」，相信人人都能延年益壽，與癌症或慢性病絕緣。

特別收錄

26項推薦食材

1 地瓜

番薯 甘藷 山芋

· 預防便秘、促進排便
· 預防動脈硬化
· 預防心血管疾病、糖尿病、大腸癌及乳癌
· 促進致癌物質的排出，使致癌物質不會堆積在腸道中

營養素

· 脫氫表雄酮（DHEA）
· 膳食纖維
· 維生素 C
· 類胡蘿蔔素
· 皂素
· 植物鹼等植化素

入菜方式

· 地瓜湯
· 地瓜粥
· 地瓜拿鐵
· 地瓜蛋糕

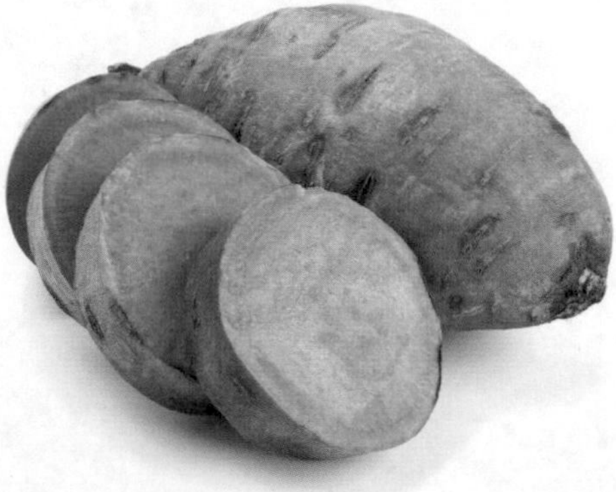

2 番茄

- 預防攝護腺癌、胰臟癌、大腸癌
- 延緩細胞老化
- 加拿大一項研究發現，飲食中攝取豐富茄紅素及胡蘿蔔素的人，罹患胰臟癌的風險可降低 31% 及 43%
- 哈佛大學的研究也發現，煮過的番茄有很強的抗癌力，尤其能明顯降低罹患攝護腺癌的風險

營養素

- 茄紅素
- 槲皮素
- 類胡蘿蔔素
- 大量維生素

入菜方式

- 番茄濃湯
- 番茄燉飯
- 羅宋湯
- 番茄義大利麵
- 番茄豆腐湯

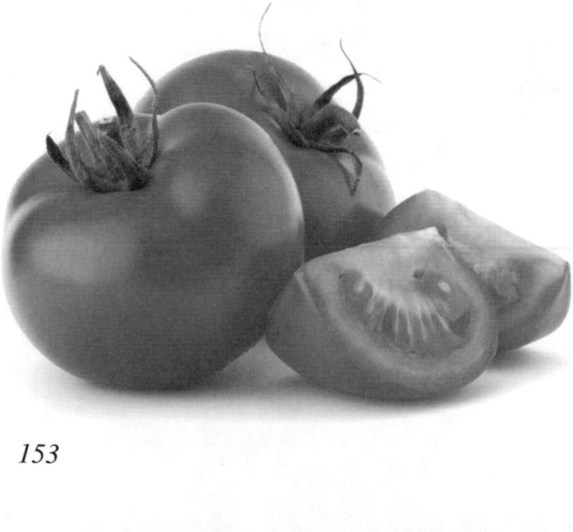

3 蘆筍

· 抗氧化
· 抗腫瘤
· 增加肝臟解毒酵素的活性
· 含有麩胱甘肽，可增加肝臟解毒酵素的活性，因此有助於致癌物質的代謝及排除，降低細胞癌化的風險

營養素

· 膳食纖維
· 芸香素
· 槲皮素
· 花青素
· 麩胱甘肽

入菜方式

· 和風蘆筍沙拉
· 果菜汁
· 蔬菜什錦

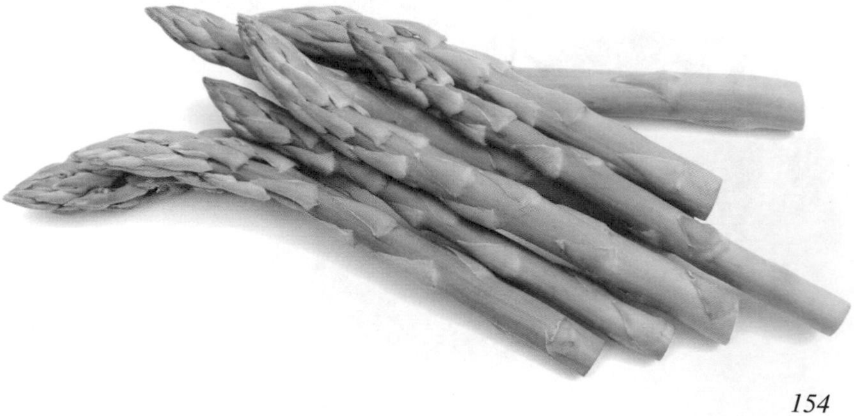

4 南瓜

· 南瓜籽含有豐富的不飽和脂肪酸及礦物質，可改善慢性攝護腺增生，非常適合預防及改善攝護腺肥大

· 南瓜中豐富的玉米黃素及葉黃素，能夠保護眼睛，維持正常視力，建議有白內障或是其他眼疾的人可多食用

營養素

· 胡蘿蔔素
· 玉米黃素
· 葉黃素
· 不飽和脂肪酸
· 礦物質

入菜方式

· 南瓜濃湯
· 奶油南瓜
· 南瓜炒米粉

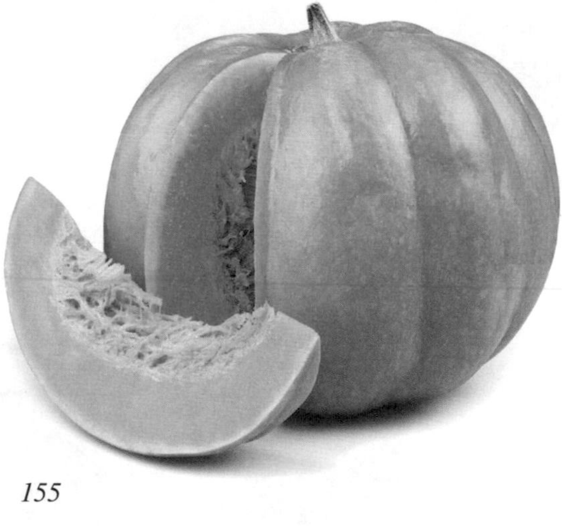

5 綠花椰菜

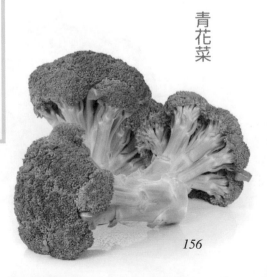

青花菜

・含有豐富的維生素C，可幫助保護心血管，並降低血栓發生的機率
・有效降低罹患乳癌、子宮內膜癌、大腸癌、肺癌、胃癌的機率

營養素

・蘿蔔硫素
・槲皮素
・楊梅素
・維生素C
・吲哚

入菜方式

・增添咖哩飯的風味
・加在焗烤飯或焗烤通心麵中
・簡單川燙後加點芝麻醬和香油

6 洋蔥

· 抗氧化能力
· 清除身體中的自由基，保持血管彈性
· 每週吃兩次洋蔥，可降低大腸癌的發生率

營養素

· 有機硫化合物
· 槲皮素
· 山奈酚
· 木犀草素
· 吲哚

特別注意

· 若洋蔥儲存過久，已長出芽眼，則不建議再食用，以免吃進有害物質

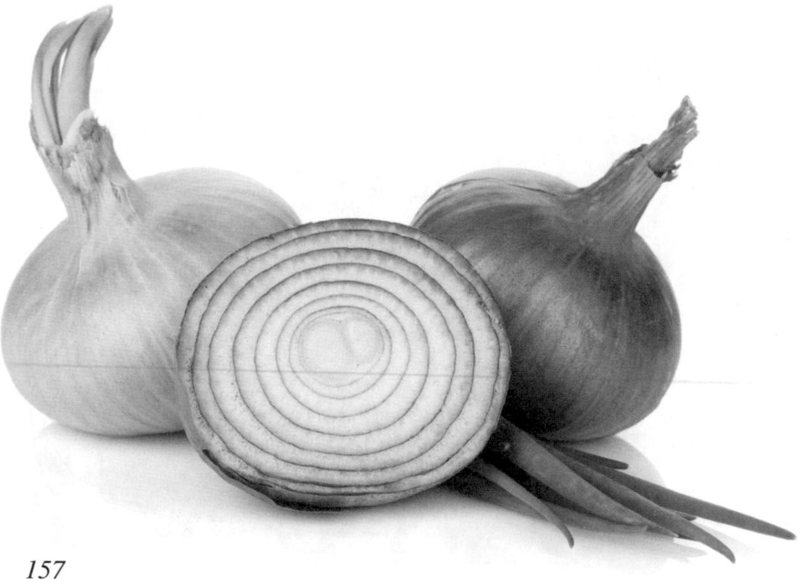

7 紅鳳菜

紅菜

- 預防或改善貧血
- 改善視力
- 預防心血管疾病

營養素

- 鐵質
- 維生素 A
- 類黃酮素
- 多酚類

入菜方式

- 川燙加入香油、麻油及大蒜食用
- 加在蛋花湯中

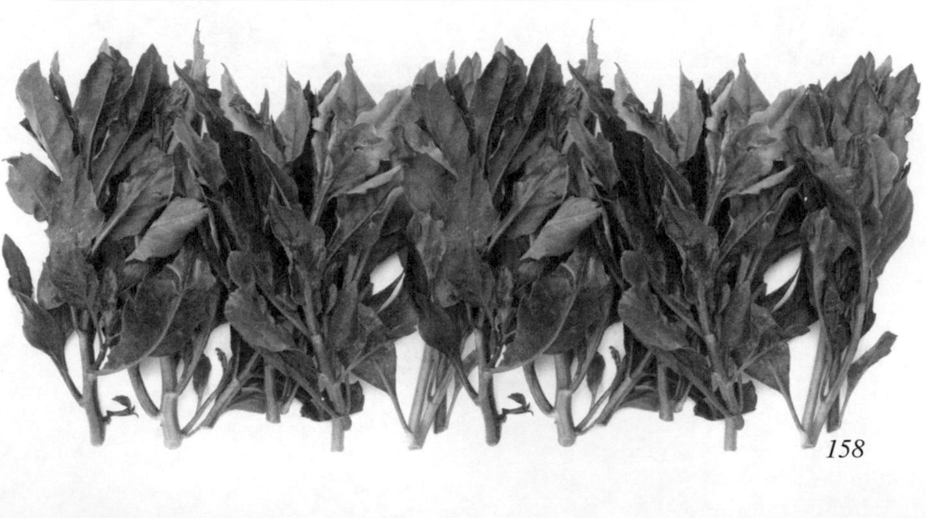

8 芹菜

· 緩解口乾舌燥、便秘
· 控制血液中膽固醇的濃度

營養素

· 膳食纖維
· 木犀草素
· 芹菜素
· 香豆素

入菜方式

· 切成小粒狀，加入貢丸湯、餛飩湯中增加風味
· 切小段，與豆乾、肉絲等一起炒

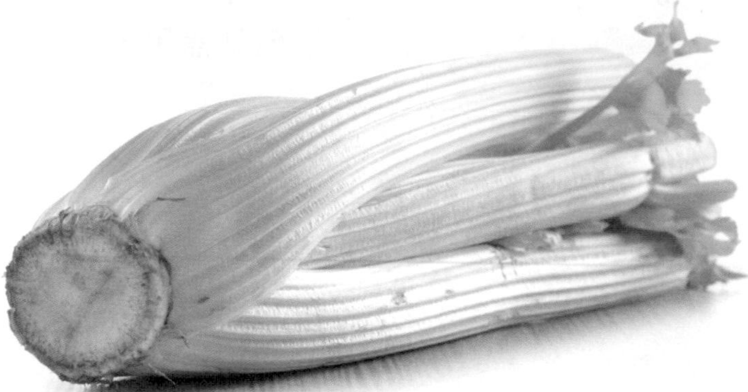

‧提高人體淋巴T細胞、巨噬細胞等免疫系統的活性
‧大蒜內含有的對香豆酸成分與香腸、臘肉中的硝酸鹽互相結合，可使硝酸鹽不會轉變為致癌物質亞硝酸胺，降低胃癌及其他腸胃道癌症的發生率
‧大蒜內含有的大蒜素、芹菜素等植化素皆有很強的抗氧化能力，有助於降血糖、保護心血管，更有助於防癌

9 大蒜

營養素

‧大蒜素
‧楊梅素
‧槲皮素
‧芹菜素
‧對香豆酸
‧有機硫化合物

特別注意

‧生大蒜對於腸胃道較具刺激性，易患胃炎、容易腹瀉的人不宜吃太多
‧大蒜素容易隨著烹調時間或溫度升高而逐漸分解，因此建議不要將大蒜過度加熱或是煎到焦黑，以免流失過多大蒜素

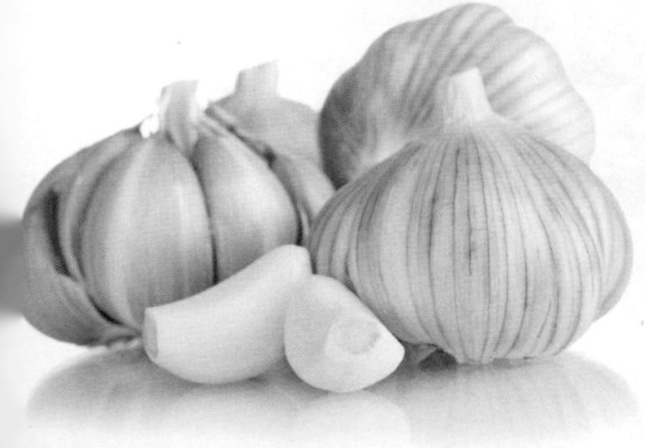

入菜方式

‧爆香調味
‧將新鮮的大蒜切片或搗碎後生吃

10 蘋果

‧中醫認為蘋果有健脾胃、解便秘、生津的功效
‧有助於平穩血糖、保護心血管、預防腎結石、降低發炎反應及舒緩過敏

入菜方式

‧製成甜點、果醬或蘋果汁
‧由於甜味溫和，可用於製作咖哩，降低咖哩的辛辣及刺激感

營養素

‧膳食纖維
‧果膠
‧花青素
‧前花青素
‧槲皮素
‧楊梅素
‧胡蘿蔔素
‧芸香素
‧綠原酸
‧阿魏酸
‧多酚類

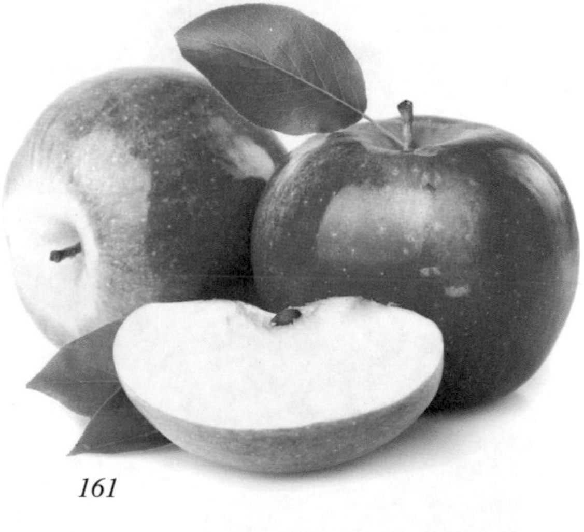

11 葡萄

・葡萄中的白藜蘆醇有抗氧化的效果，能預防血管硬化、高血壓等心血管疾病的發生
・對於預防乳癌、肺癌、肝癌及攝護腺癌都有一定的功效

營養素

・花青素
・白藜蘆醇
・沒食子酸
・綠原酸
・多酚類

特別注意

・由於葡萄中大部分的植化素是存在於葡萄皮及葡萄籽中，因此建議打成葡萄汁飲用，可攝取到最多的植化素

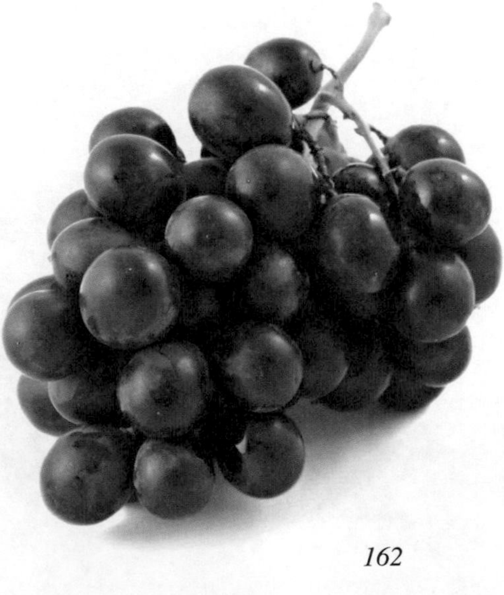

12 芭樂

番石榴

· 抗氧化能力很高，對於心血管疾病、糖尿病、癌症都有預防的功效
· 中醫認為芭樂有治療下痢及控制血糖的作用

營養素

· 維生素 C
· 沒食子酸
· 楊梅素
· 芹菜素
· 鞣花酸

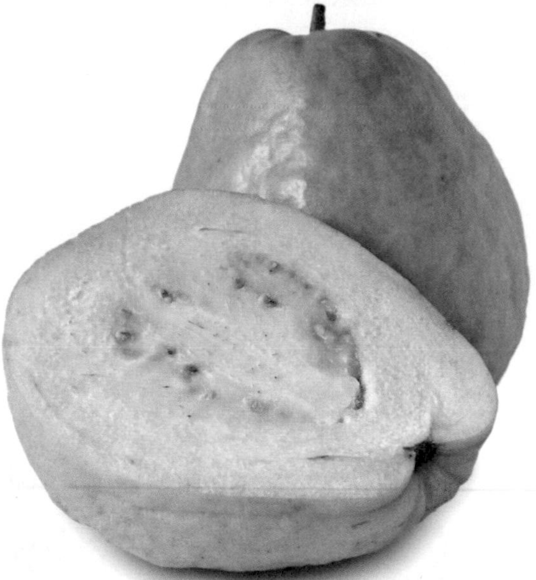

13 菇類

· 抗腫瘤
· 活化免疫系統
· 香菇的萃取物可增加大腸癌細胞對於抗癌藥物的敏感性，可使大腸癌細胞更快速死亡

菇類有哪些

· 香菇、木耳、金針菇、杏鮑菇、鴻喜菇、袖珍菇等

入菜方式

· 加入火鍋中
· 用來爆香
· 添加在油飯中
· 和各種青菜一起炒
· 和肉絲一起炒
· 燴煮的料理
· 混合各種菇類煮百菇湯

營養素

· 礦物質
· 維生素 B_1
· 維生素 B_2
· 維生素 C
· 維生素 D
· 多種植物性酵素
· 多醣體

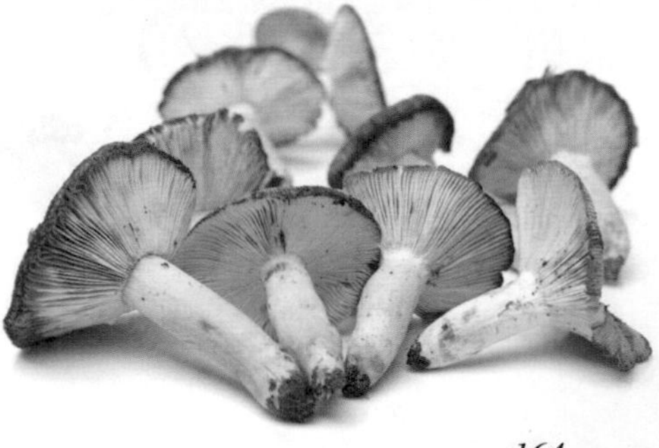

14 海藻類

· 抗發炎
· 抗腫瘤
· 提升免疫能力
· 降低細胞癌化程度
· 幫助消化、協助腸道排出有毒物質
· 控制甲狀腺功能不足及風濕
· 避免人體 DNA 受到自由基的破壞、抗細胞突變
· 降血壓、控制肥胖，達到預防心血管疾病的功用

海藻類有哪些

· 包括綠藻、褐藻及紅藻三大類，飲食中常見的包括海帶、紫菜、石花菜、裙帶菜

營養素

· 碘 · 鋅
· 鈣質
· 纖維素
· 木質素

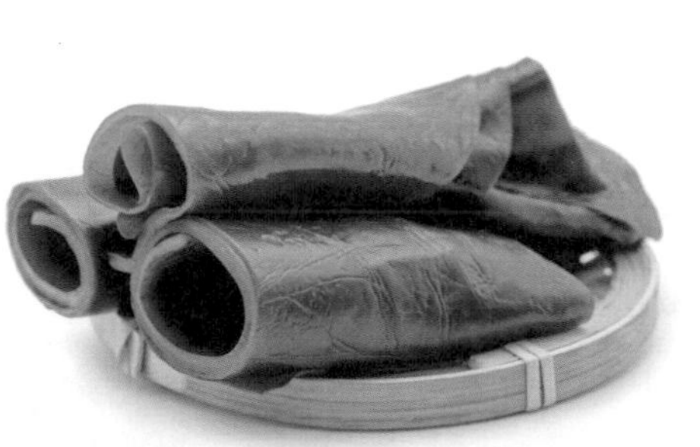

入菜方式

· 海苔可製備壽司、飯糰、味噌湯
· 昆布可熬湯
· 海帶芽可用來炒、滷薑絲和煮麵

15 茶葉

· 茶葉中豐富的兒茶素及類黃酮素，具有很強的抗氧化能力，其中能力最強的是兒茶素「EGCG」，在綠茶、茉莉茶、烏龍茶中含量都很豐富

· 兒茶素可抗癌的原因包括：抑制癌細胞生長周期的進行、降低促進癌症轉移所需物質的分泌及製造、促進癌細胞死亡等

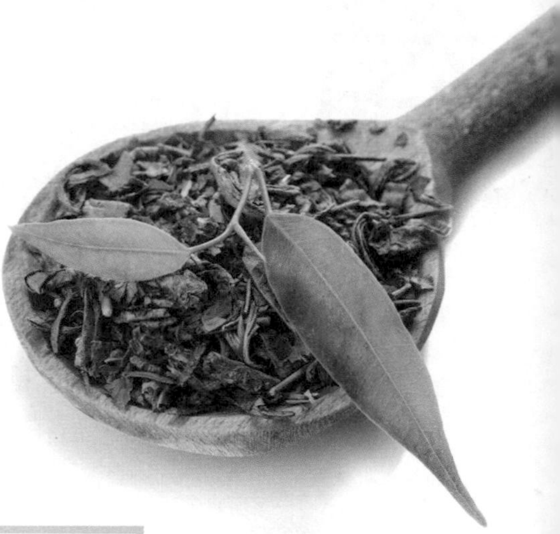

營養素

· 兒茶素
· 類黃酮素

特別注意

· 多數茶葉除了兒茶素外同時含有咖啡因，若對咖啡因會有不適現象，建議適量飲用即可，且不要空腹喝茶，以免傷胃

16 乳酸菌

· 可調節免疫能力、刺激免疫系統，有抑制腫瘤生長與形成的作用
· 幫助腸道中的致癌物質快速排出，並且把致癌物質轉變為非致癌物質，減少大腸結腸癌的發生機率

乳酸菌的來源有哪些

· 優酪乳、養樂多、優格等

你知道嗎？

· 高加索區（今喬治亞共和國、亞塞拜然、亞美尼亞附近）、巴基斯坦的罕薩山谷及安地斯山脈的比爾卡班巴村等長壽地區，有許多位人瑞，據了解就是因為這些地區皆以優格與優酪乳作為佐餐時的食物

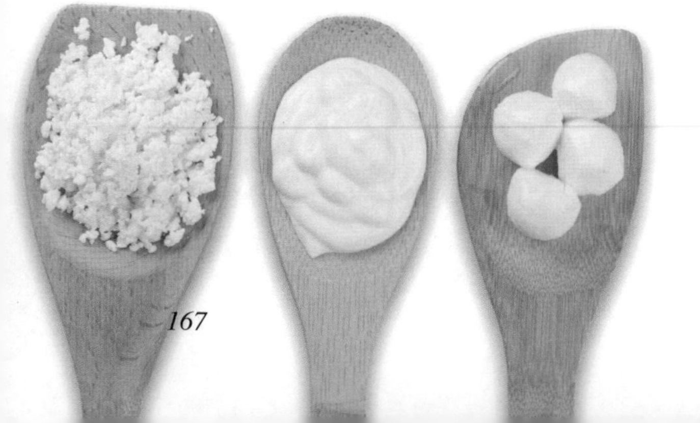

特別注意

· 乳酸菌易受高溫破壞，應低溫儲存並盡速食用完畢

17 薑黃

印度番紅花

- 增強免疫系統
- 改善膽結石
- 緩解經期不適
- 減輕發炎反應、改善關節炎與風濕
- 對於抵抗腸胃道癌症，例如口腔、食道、胃和大腸癌等有很好的作用

營養素

- 薑黃素

你知道嗎？

- 目前市面上也有薑黃錠的產品，民眾可在醫師或營養師的建議下適量補充

入菜方式

- 吃咖哩就可以攝取到薑黃素，也是最天然的來源
- 蔬菜湯
- 沙拉
- 調味用

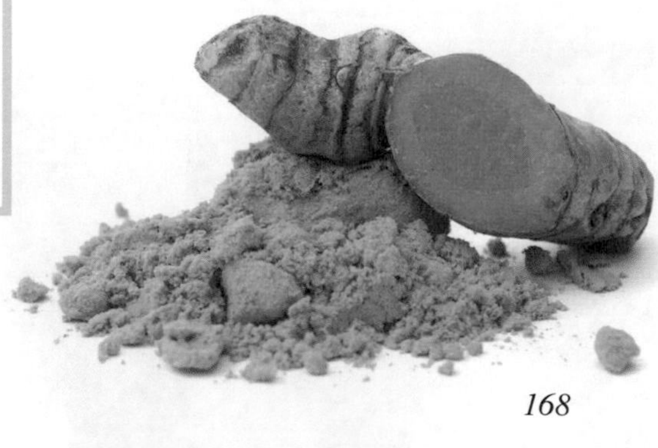

18 苦瓜

非洲胡瓜
苦洋梨

· 抗癌
· 降低血糖
· 控制糖尿病
· 降低腸胃道感染
· 緩解風濕及感冒
· 苦瓜種子中有一些成分可以抑制皰疹、小兒麻痺病毒的生長
· 苦瓜根和葉的萃取物，可抑制造成女性泌尿道感染的菌種生長

營養素

· 維生素 C
· 類黃酮素
· 三萜類植化素

入菜方式

· 鳳梨苦瓜湯
· 涼拌苦瓜
· 苦瓜炒小魚乾

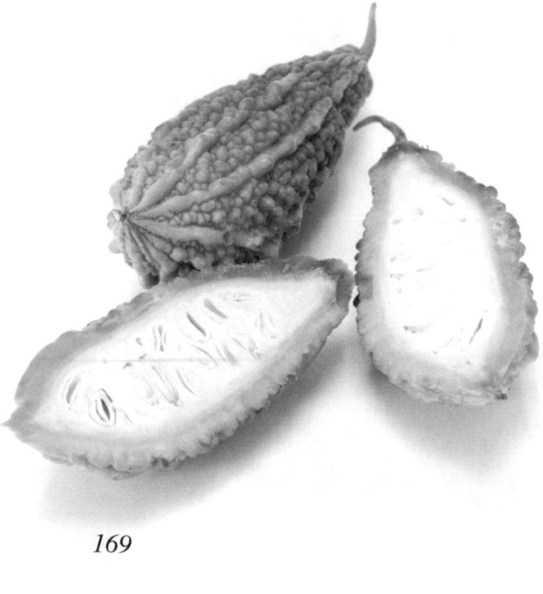

19 絲瓜

· 絲瓜中的 cucurbitaceae 蛋白質，具有抗癌、抗氧化、增強免疫能力、抗病毒及清熱的功效

營養素

· 維生素 C
· 葉酸
· 類胡蘿蔔素
· Cucurbitaceae 蛋白質

入菜方式

· 蛤蠣絲瓜
· 絲瓜炒蛋
· 絲瓜粥
· 絲瓜湯麵

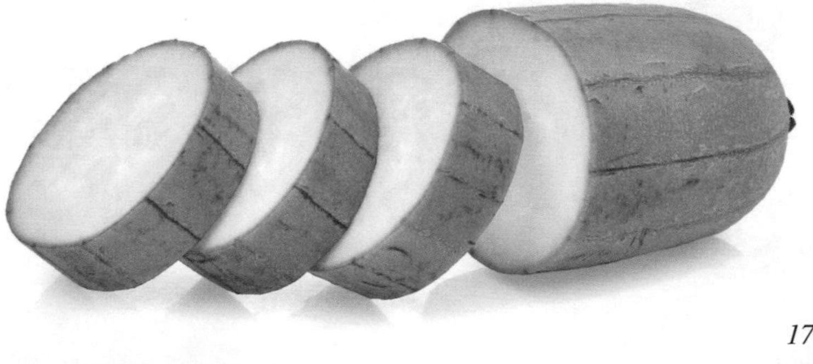

20 豆腐

· 抗癌
· 預防心血管疾病
· 抗氧化及延緩老化
· 有研究指出女性攝取添加豆類的飲食一個月後，可降低乳癌危險因子「動情激素」的濃度達 25%
· 豆腐中的大豆異黃酮素及卵磷脂，有助於調節血脂、增加骨質密度，也可改善婦女更年期的不適症狀

營養素

· 類黃酮素
· 皂素
· 蛋白質

入菜方式

· 添加在味增湯
· 菠菜豆腐
· 用來取代肉類，例如大豆漢堡就是以豆腐取代漢堡肉，既低脂也低熱量，因此也有一說稱豆腐為「田裡的肉類」

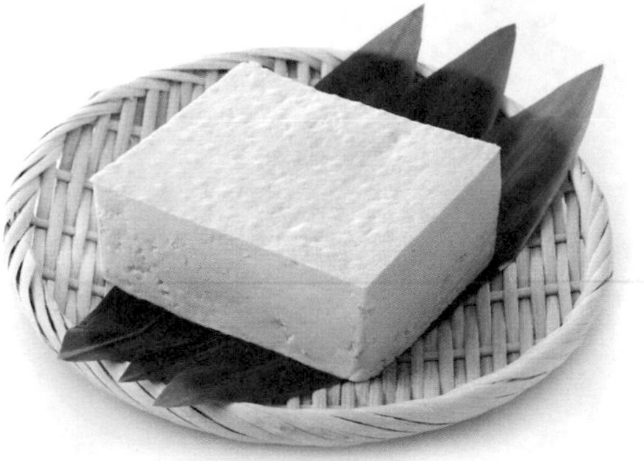

21 枸杞

· 含有豐富的維生素 A，是良好的抗氧化劑，可增加皮膚及身體黏膜的完整性，增強皮膚對於侵略物質的抵抗性
· 以中醫的角度而言，枸杞有助肝臟的解毒作用，也具有明目效果

營養素

· 維生素 A

入菜方式

· 以枸杞煮粥

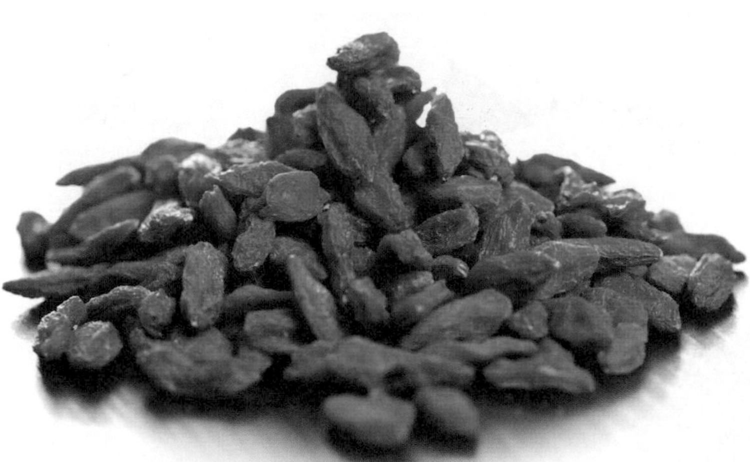

22 黑芝麻

· 維生素 E 含量非常高，能促進細胞分裂、延緩細胞衰老，因此有抗衰老和延年益壽的作用，中國有科學家實驗發現，維生素 E 可使實驗動物的壽命延長 15% 至 75%

· 有助於增強免疫能力及調節生理機能。《本草綱目》記載：「服黑芝麻百日能除一切痼疾。一年身面光澤不飢，二年白髮返黑，三年齒落更出。」

營養素

· 芝麻素　· 亞麻油酸　· 維生素 A
· 芝麻酚　· 卵磷脂　· 維生素 E
· 芝麻林酚素等植化素　· 各種礦物質

入菜方式

· 黑芝麻糊　· 黑芝麻鮮奶

特別注意

· 黑芝麻熱量不低，建議一天一小匙即可，以免攝取過多熱量導致發胖

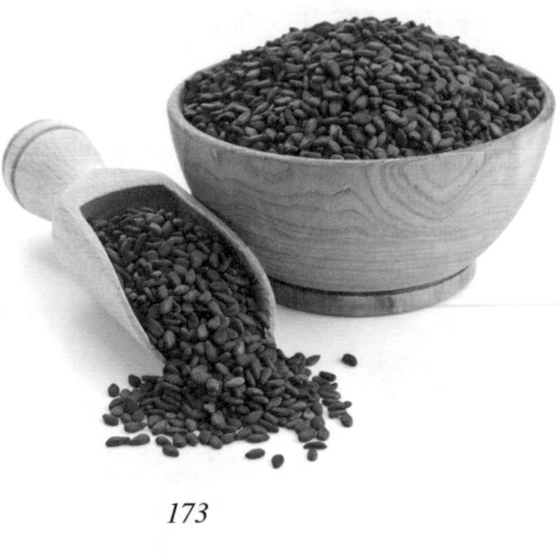

23 薑

生薑

· 可對抗發炎、殺菌、減輕痙攣和抽筋、刺激血液循環；也是一種強力的抗氧化劑，對於肝臟疾病、腸胃道疾病、血液循環問題、感冒、關節炎、發燒、頭痛、熱潮紅、消化不良、孕婦晨吐、動暈症、肌肉疼痛、噁心和嘔吐等症狀都很有幫助
· 女性生理期喝黑糖薑茶有助於將經血排乾淨，降低婦女生殖系統疾病發生率

營養素

· 鈣
· 磷
· 胡蘿蔔素
· 維生素
· 薑酚
· 薑酮

你知道嗎？

· 薑原產於東南亞熱帶地區，目前在印度、西非、加勒比海區域的生產量也逐漸增加

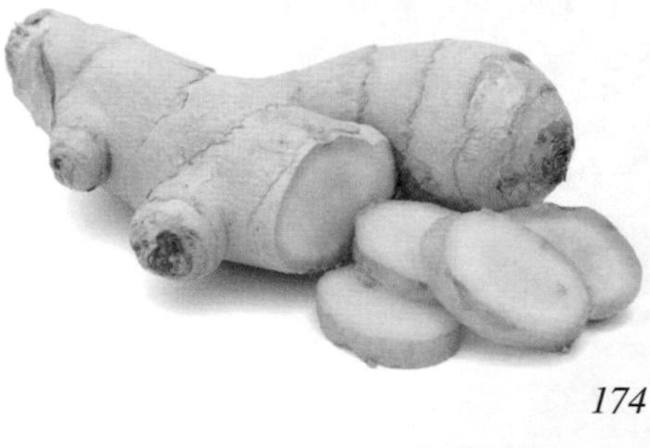

24 鰹魚

· 保護心血管健康
· 豐富的魚油可降低身體內的發炎反應，並可活化大腦、延緩腦細胞老化的速度

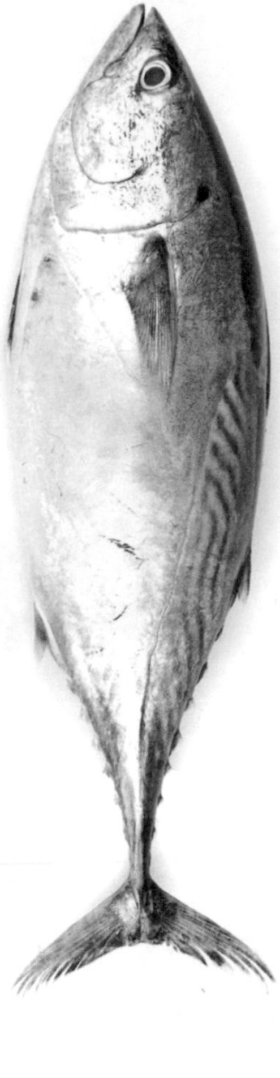

營養素

· 多元不飽和脂肪酸
· 多種胺基酸
· 鋅

入菜方式

· 鰹魚肉質較為細嫩，因此相當適合將魚肉磨碎煮粥，也可做成魚丸、魚肉排或用來熬高湯

25 蒟蒻

蒟蒻芋
魔芋
雷公槍
蒟

· 豐富的葡甘露聚醣 (Glucomannan) 能有效治療便秘及降低膽固醇，達到控制血糖及減少心血管疾病、清除體內有害物質、降低大腸癌發生率、延緩細胞老化及癌化的功效

營養素

· 葡甘露聚醣 (Glucomannan) 在組成和作用上，和甲纖維素、果膠等纖維非常類似，屬於水溶性纖維的一種

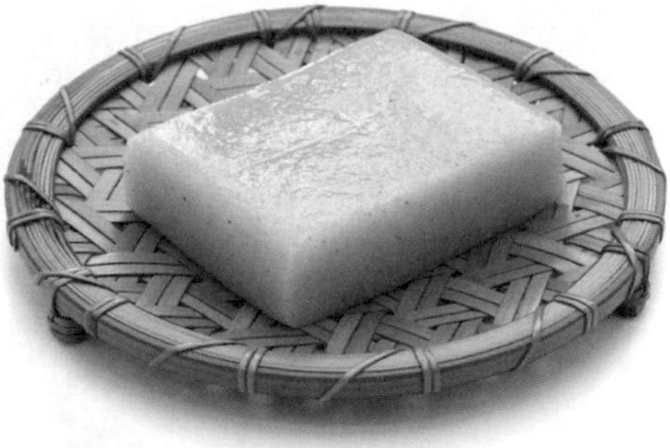

入菜方式

· 蒟蒻麵
· 蒟蒻粉可用來做為澱粉的取代物，做成甜點、果凍

26 銀杏

公孫樹
鴨腳樹
鴨腳子

· 改善血液循環
· 維護眼睛健康
· 增強記憶力
· 延緩腦細胞老化
· 清除有害物質及自由基
· 保護細胞完整性，減少 DNA 的破壞
· 依中醫的角度來看，銀杏的種籽，即果仁有暖肺、止喘嗽及減少痰量之功效。特別是對於哮喘、慢性氣管及支氣管炎及肺結核等病症有明顯的療效

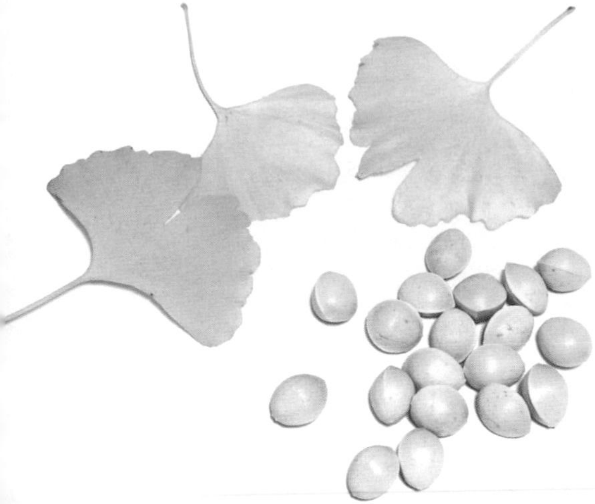

營養素

· 類黃酮類
· 萜類化合物

你知道嗎？

· 銀杏的果實稱為白果
· 銀杏被稱為植物界的「活化石」

參考資料

- 衛生福利部國民健康署，健康九九網站，癌症防治主題館，http://health99.hpa.gov.tw/box2/Cancer/toknow.aspx。
- 衛生福利部國民健康署，肥胖防治網，http://www.hpa.gov.tw/BHPNet/Web/HealthTopic/TopicArticle.aspx?No=201409250001&parentid=201405260002。
- 財團法人臺灣癌症基金會，https://www.canceraway.org.tw/pagelist.asp?keyid=33。
- 財團法人臺灣癌症基金會，蔬果彩虹579網站。
- 衛生福利部，http://www.mohw.gov.tw/cp-16-33598-1.html。
- 國家發展委員會，人口推估，https://www.ndc.gov.tw/Content_List.aspx?n=84223C65B6F94D72。
- 益富營養中心，http://webserver.enutrition.com.tw/enu/page?module=order&fp=nu_products01_n1.htm。
- 《生活習慣病的醫療&食療》，板倉弘重著，暢文出版。
- 《癌症救命書：X線電腦刀神奇療法》，陳光耀著，康鑑文化出版。
- 《癌症全食物調養》，楊美都、中國醫藥大學附設醫院臨床營養科合著，三采文化出版。
- 《癌症護理學》，陳敏鋑等著，華杏出版。

- 《超級防癌食物排行榜》，陳彥甫著，康鑑文化出版。
- 《營養學》，邱麗玲編著，啟英文化出版。
- 《老化與壽命的機制》，米井嘉一著，世茂出版。
- 《老人護理學》，胡月娟等編著，新文京開發出版。
- 《老人與家庭》，李青松等編著，國立空中大學印行。
- 《中醫養生藥膳學》，胡仲權著，華立圖書出版。
- 《中醫食療營養學》，施奠邦主編，人民衛生出版。
- 《膳食療養學：中醫實證的食物療法》，沈慶法主編，合記圖書出版。
- 《五色蔬果健康全書：認識抗老化、調節免疫力、防癌的40種植化素》，吳映蓉著，臉譜出版。
- 《吃得健康不得癌》，周時正編著，寂天文化出版。
- 《用蔬果戰勝癌症》，曹麗萁編著，大堯文創出版。
- 《運動營養學》，張鈞、張蘊琨主編，高等教育出版。
- 《運動營養學》，許美智、詹貴惠、錢桂玉、李淑玲編著，華都文化出版。
- 《小心過勞》，施嫈瑜著，元氣齋出版。
- 《琉球人的長壽秘訣》，Bradley J. Willcox, D. Craig Willcox, Makoto Suzuki 著，聯經出版。